漫话中医之 团团健康小课堂

主编 李灿东 王思成

中国中医药出版社
中国青年出版社
·北 京·

图书在版编目（CIP）数据

漫话中医之团团健康小课堂 / 李灿东，王思成主编 . —北京：
中国中医药出版社：中国青年出版社，2020.12
ISBN 978 – 7 – 5132 – 6432 – 7

Ⅰ . ①漫… Ⅱ . ①李… ②王… Ⅲ . ①中医学—保健—普及
读物 Ⅳ . ① R212-49

中国版本图书馆 CIP 数据核字（2020）第 179806 号

中国中医药出版社出版
北京经济技术开发区科创十三街 31 号院二区 8 号楼
邮政编码　100176
传真　010-64405721
河北省武强县画业有限责任公司印刷
各地新华书店经销

开本 880×1230　1/32　印张 7.5　字数 198 千字
2020 年 12 月第 1 版　2020 年 12 月第 1 次印刷
书号　ISBN 978 – 7 – 5132 – 6432 – 7

定价　49.80 元
网址　www.cptcm.com

社 长 热 线　010-64405720
购 书 热 线　010-89535836
维 权 打 假　010-64405753

微信服务号　zgzyycbs
微商城网址　https://kdt.im/LIdUGr
官 方 微 博　http://e.weibo.com/cptcm
天猫旗舰店网址　https://zgzyycbs.tmall.com

如有印装质量问题请与本社出版部联系（010-64405510）

《漫话中医之团团健康小课堂》
编委会

致谢名单

余玉花	王　琳	吕佳守	陈姝婷	陈子文
吴清杰	王素英	许鸿本	陈明燚	徐云浩
陶文娟	王志灿	高　雅	陈　杭	钟　振
朱景茹	李琛峰	李缘缘	刘瑞芳	周智慧
黄睿婷	李丹阳	刘丽丽	涂文玲	唐莉玲

习近平总书记指出：中医药学是中国古代科学的瑰宝，也是打开中华文明宝库的钥匙。作为新时代的中医药人，理应坚定以文化自信为基础的中医药文化创造性转化、创新性发展的信心与决心，把中医药这一宝贵财富继承好、发展好、利用好。

中医药文化传播是推广中医药文化的重要法宝。文化的传播形式丰富多彩，科普是重要的方式。中医药科普用通俗易懂的语言阐释了中医药晦涩难懂的话语体系，用深入浅出的表达方式精彩地呈现了中医药深刻奥妙的理论体系，成为人们喜闻乐见的文化传播形式。

新媒体技术迅速发展助推中医药文化科普。过去，人们接受文化科普的途径主要是电视或书报。然而，近年来以传统媒体为主导的传播格局逐渐被以互联网为核心的新兴媒体所取代，日常生活中，人们接触电视或是纸质产品的时间日益缩短。新媒体技术在文化科普中扮演着越来越重要的角色。

中医药学科优势为正统中医药文化科普奠定坚实基础。中医药文化科普团队的权威性直接影响着科普传播作品的科学性、准确性，直接关系到科普的质量和生命力。

因此，国家中医药管理局办公室、共青团中央宣传部、福建中医药大学就中医药文化传播展开了密切合作。利用新媒体技术优势，依托福建中医药大学中医诊断学科、中医健康管理学科的学科优势，契合科普时代性的发展需求、科普先进性的本质要求，面向年轻化受众，特别是青少年人群，在共青团中央微信公众号平台推出了大型系列中医药文化科普漫画宣传作品——团团健康小课堂，为广大青少年定期提供靠谱、有趣、实用的中医药健康知识。

《团团健康小课堂》一经推出，反响巨大、好评不断，篇均阅读量10万＋，足见这是人们喜闻乐见的文化形式，在加强中医药文化资源开发与普及，打造新型文化产品和文化品牌方面取得一定成果，也证实了文化科普对于传统文化普及具有重要意义。

鉴于本项目在新媒体平台取得了一定的成果，国家中医药管理局办公室、共青团中央宣传部、福建中医药大学决定将《团团健康小课堂》网络推文内容重新整理汇编形成《漫话中医之团团健康小课堂》一书，进一步夯实科普成果、推广中医药文化。我们也将以此为起点，继续前行，也希望看到有更多志同道合、热衷于传统文化传承的工作者们积极投身于中医药文化科普事业。

编　者

2020 年 9 月

目录

头晕、脱发、黑眼圈？
熬夜的危害远不止这些

许多年轻人都喜欢熬夜，那是因为他们还没意识到这么做的危害。直到有一天，熬完夜后连床都起不来了……

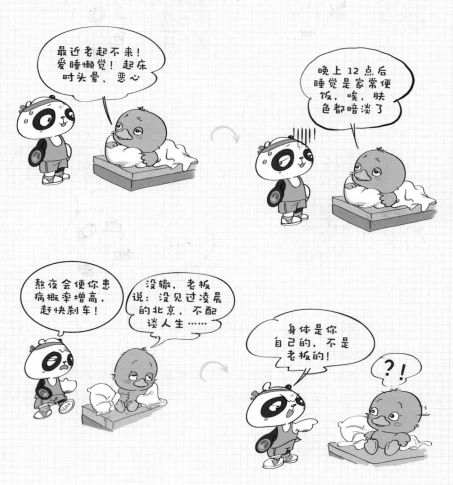

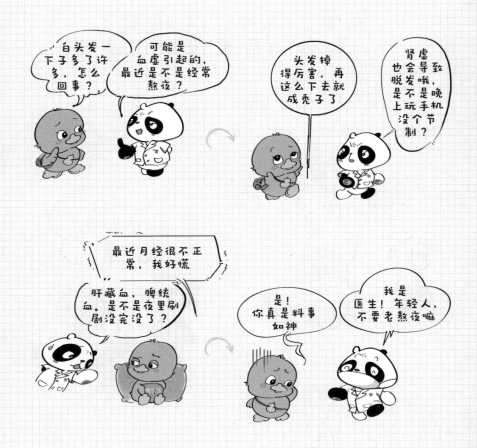

　　当你过度熬夜透支自己身体的时候，别人不会有所觉察，然而你却为自己的健康埋下了"地雷"。

　　你也和他们一样，用着最贵的眼霜熬最长的夜吗？头晕、脱发、月经不调……你以为熬夜带来的危害就这几样吗？（我感觉这三项已经不简单了……）远不止如此！

现身说法

15 岁高一男孩面对 9 门课程的压力，为了提高成绩，每天在完成功课之余还给自己"加餐"，熬夜成了常态，最终因为过度熬夜造成心血管破裂大出血，猝死在写字台前。

2018 年 7 月，某高校 19 岁大学生连续两晚通宵打麻将，第三天去考试时突然倒地死亡。

某 21 岁大三学生小陈在宿舍意外离世，事发前身体并无异常，室友怀疑是小陈长期熬夜学习、打游戏等导致严重休息不足所致。

从农村到城里打拼的 24 岁快递哥小武，为了多挣钱贴补家用，长期不分昼夜地工作，每天只睡四五个小时，最后在电梯内猝死。

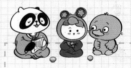

透支身体后果巨大，疾病不会因为你年轻就不找上门。从中医的角度来看，熬夜和猝死是有直接关系的。熬夜直接伤的是肝肾，晚上 11 点前不睡觉会导致肝肾损伤，还会直接影响人体的心与宗气。并且，熬夜必会加重心血的暗耗，导致心肾不交，而肾气为人体生命活动的原动力，损耗过度就容易发生猝死。

看了这些，小伙伴们，你们还敢熬夜吗？

为什么说"碳酸饮料喝来爽，到老难免床上躺"

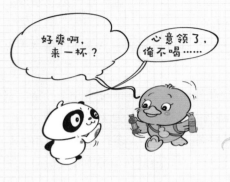

如今，很多年轻人患上了"碳酸饮料依赖症"。这不，咚咚就是这么一位，左手一瓶，右手一罐……

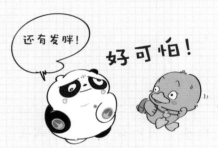

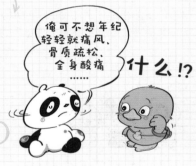

碳酸饮料含有碳酸、磷酸等成分，会影响钙的吸收，导致钙磷比例失调，长期饮用会出现骨质疏松。一小瓶碳酸饮料的热量能达到一二百千卡，经常喝容易使人发胖。应该没有人想变成小胖墩儿吧！

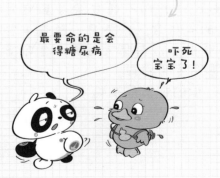

有科学家做过实验，把一瓶净含量 500 毫升的普通可乐倒入锡纸容器，烧开熬出糖，最后称重，结果是 46 克！含糖量接近 10%！如果常喝碳酸饮料，你的血糖可能就会像火箭那样，噌噌往上蹿。

现身说法

宁波一名 25 岁男子爱把碳酸饮料当水喝，一喝就是 6 年，平时饮食又不规律，直到他感觉视力越来越差、看不清东西时，才到医院检查。殊不知，他得了糖尿病，导致视网膜病变，右眼视力勉强达到 0.05，几乎失明。

一名 16 岁高中生把自家小卖部的饮料当水喝了 3 年，后被查出患上了糖尿病，每天都需要注射 4 针胰岛素。

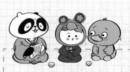

常喝碳酸饮料，有可能导致糖尿病、肥胖、骨质疏松等多种疾病，正可谓：碳酸饮料喝来爽，到老难免床上躺！为了我们的身体健康，口渴时还是多喝白开水为妙。

年纪轻轻就痛风？或许因为你在撸串的同时做了这件事

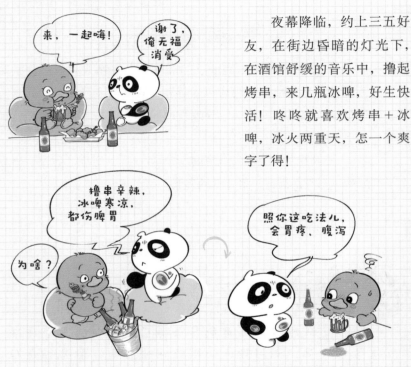

夜幕降临，约上三五好友，在街边昏暗的灯光下，在酒馆舒缓的音乐中，撸起烤串，来几瓶冰啤，好生快活！咚咚就喜欢烤串＋冰啤，冰火两重天，怎一个爽字了得！

过量饮酒，酒精绝对量增加，会加重肝脏负担。酿啤酒的麦芽汁中含有鸟苷酸，过量饮用会导致肾结石的发生，还会引起痛风。烤串性质偏热，味重辛辣，会剧烈刺激胃肠道蠕动及消化液的分泌，导致消化道黏膜损伤。

中医认为，脾胃是后天之本，要好好照护。脾喜燥恶湿，胃喜润恶燥，烤串辛辣刺激易伤胃阴，冰啤性质寒凉易损脾阳，二者结合，损伤脾胃，影响脾胃消化功能。

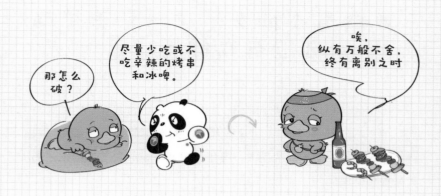

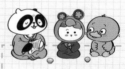

　　觥筹交错、推杯换盏间难免过量、超量，直接加重了脾胃的负担。所以，小伙伴们还是尽量不要用冰啤就烤串了。

　　和咚咚一起，拒绝不良饮食习惯，开启健康美好生活！

@所有小仙女，这一爱美举动可能存在健康隐患

美甲的历史可以追溯到唐朝，"十尖尽换红鸦嘴"，"数点桃花汛水流"，"十指纤纤玉笋红"，足见古代女性对美甲的追求与热爱。到了现代社会，随着化学制品的引入，美甲愈发简单，颜色愈发鲜艳，也随之带来很多健康问题。

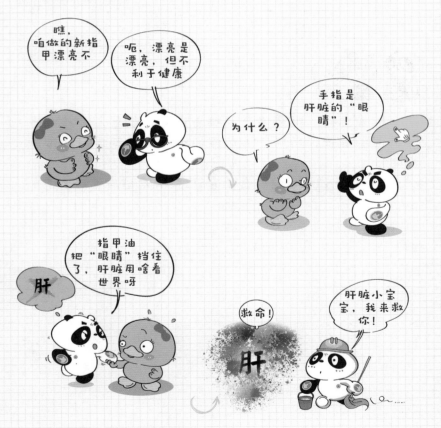

中医说，肝主筋，爪为筋之余，为肝胆之外候，人体的十二经脉都汇于指端，人的身体状态可以通过经络反映到指甲上。因此，美甲可能会影响肝发挥作用，也可能会影响医师通过指甲判断身体的健康状况。

除了伤肝以外，涂指甲油还有很多危害，你可能都想不到！指甲油中含有邻苯二甲酸酯等化学制剂，具有一定的生物毒性。有关研究表明，长期过多使用含有邻苯二甲酸酯的化妆品，有害物质会通过呼吸系统和皮肤进入人体，增加女性罹患乳腺癌的概率。孕妇长期使用，容易导致流产或胎儿畸形。

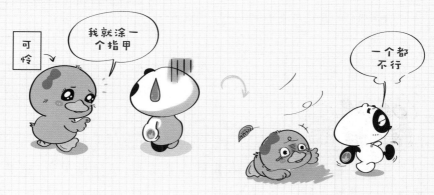

现身说法

小张去一家店做美甲，在卸甲的时候感到刺痛，工作人员让她"忍一忍"。没想到第二天，小张的十个手指都变成了紫色，第三天甚至开始流脓。经过医生诊断，小张患上了双手脓性指头炎，不得不拔去四个指甲，影响生活和工作不说，钻心的痛更让她苦不堪言。

小吴在一家美甲店去死皮时，因操作不当，食指和大拇指流血了，美甲师用不洁棉棒为其擦拭。几天后，小吴发现指甲表面变得凹凸不平，指甲缝、指甲沟里红肿发痒，渐渐地，整个指甲都变形了。小吴只得上医院就诊，100元的美甲费白白浪费了不说，还额外花费了1000多元的治疗费。

苏女士平日里酷爱美甲，十个手指都涂了漂亮的颜色，甚至还镶上了"钻"。一次在搬重物时，她的手指不慎被重物压伤，血肉模糊。苏女士连忙去医院诊治，然而医生在查看了她手指的情况后却表示，原本手指的伤并不难处理，但由于她的指甲上镶了"钻"，挡住了受伤的部位，如果要强行治疗，整个指甲都可能会被剥离。无奈之下，医生只能为苏女士暂时包扎，等指甲自行恢复一段时间后才能继续治疗。十指连心的疼痛恐怕会让苏女士铭记一辈子了。

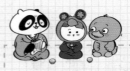

　　爱美是人的天性，但做美甲也要适度。不让指甲多"透气"，身体早晚"发脾气"！

染发剂危害知多少

埃及法老墓出土文献有记载，4000 年前的爱美人士就已经开始染发了。而在我国，古人染发一度成为潮流，苏东坡还曾写诗评论"膏面染须聊自欺"，这里的"须"，是胡子和头发的总称，言下之意是满脸褶子已成事实，将头发染黑虽然看起来年轻些，也不过是自欺欺人。

现如今，染发早已不仅仅是为了显年轻，更是一种时尚，是为了美丽和形象，为了跟上时代潮流、彰显个性。红色、金黄、紫红……街头巷尾随处可见五颜六色的头发。

随着染发产品不断推陈出新，染发爱好者也越来越多。据了解，全世界约有 70% 的女性使用过染发产品。无论是去美发沙龙染彩虹发，还是自己购买泡泡染发剂 DIY，染发已经变得越来越方便。殊不知，在这美丽的背后，潜藏着众多隐患。

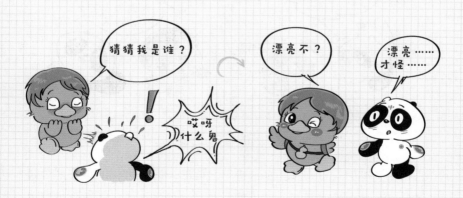

先不论健康与否，当你染了看似"美丽""时尚"的头发，很可能被父母"嫌弃"，连家都回不去咯……除此之外，染发对人体健康的危害很大。中医认为，发为血之余，肾其华在发。血能生发，血由肾精化生，通过观察头发的生长情况，可以了解肾气的强弱与精血的盛衰，掌握人体的健康状态。头发黑稠密润泽是肾气充盛、精血充足的表现，染发会对发质造成损害，进而影响肾气与精血作用发挥。

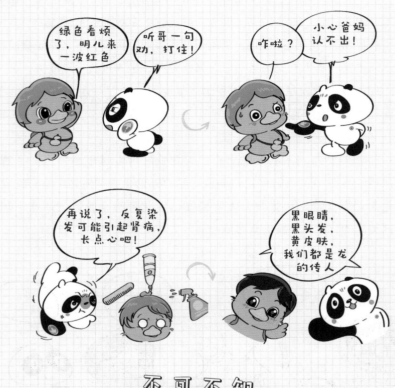

不可不知

据有关部门对百余种染发剂进行的检测，将近90%的染发剂含硝基苯、苯二胺等有毒物质。苯二胺是染发剂的主要成分，颜色越深越鲜艳的染发剂，苯二胺的含量越高，它能让染后的头发颜色更牢固，但也是强过敏原，会导致体质敏感的人皮肤过敏，其中以接触性皮炎最为常见。伤害头发头皮的同时，苯还会引起基因突变，破坏骨髓造血功能，导致白血病。目前，我国大多数染发剂仍在使用该成分。

有的进口染发剂还含有醋酸铅，含铅量是家用油漆、颜料含铅量的 5 ～ 10 倍。铅进入人体后难以排出，可能引起蓄积中毒，出现头昏、头痛、倦怠乏力、四肢麻木、腿肚痉挛性疼痛、腹痛等一系列铅中毒症状，甚至能进入肝肾和脑髓，破坏这些脏器的功能。

2017 年 10 月 27 日，在世界卫生组织国际癌症研究机构公布的致癌物清单中，染发产品"榜上有名"。

现 身 说 法

为了将额头的一大撮灰白发染黑，闫女士在商场购买了一款染发霜。染发当晚，她便感觉头皮不舒服，用手一挠，居然抓下一大把头发。三天后，满头头发竟掉得一根不剩。

赵女士在一次染发后出现过敏反应，脸部红肿发痒，眼睛也肿得眯成了一条缝。经过四天的抗敏治疗，情况依然不见好转，眼睛肿得看不到东西，呼吸也越来越费劲，终因病情太重，在送医途中停止了呼吸。

某艺人在与白血病斗争一年多后不幸离世，有媒体报道称，罹患白血病可能与其热衷染发有关。

以下 5 类人群最好别染发

1. 过敏体质者。

2. 头皮受损者。

3. 年老体弱、肝肾功能不全者。

4. 妊娠期、哺乳期女性。

5. 有癌症家族史者。

当然，并不是说染发就一定要禁止，但为了身体健康，请小伙伴们务必注意以下几点：

1. 染发不宜太频繁，两次染发间隔不应少于三个月，也不要频繁更换染发剂。

2. 为了防止染发引起过敏反应，应先进行皮肤测试，若出现红肿、发痒等现象，就不宜使用该染发剂。

3. 老年人染发尽量去专业美发店，最好选择半永久性染色剂，经常染发的老人还应定期到医院体检。

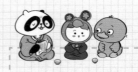

爱美之心，人皆有之。希望小伙伴们在爱美的同时，也能永葆健康，不要因小失大，让头发成为健康的绊脚石。

化妆不当心，美容变毁容

　　粉底液、遮瑕液、修容笔、高光粉、眼影、腮红、眼线笔、口红……各式各样的化妆品简直就像魔法棒，要想成为一名合格的小仙女，化妆已然成为必备的小技能。

　　化妆不仅是现代人的专利，古人也热爱梳妆打扮。早在战国时代，爱美女性就开始使用妆粉了。"懒起画蛾眉，弄妆梳洗迟。""当窗理云鬓，对镜贴花黄。"浓妆艳抹可赛西施。那么，你知道古代的化妆品是怎样制作的吗？实际上，许多食材、中药都是"古妆"的原材料。以妆粉为例，初级款以大米磨细粉调膏，升级款加黄芪等，真可谓集益气养颜于一身。

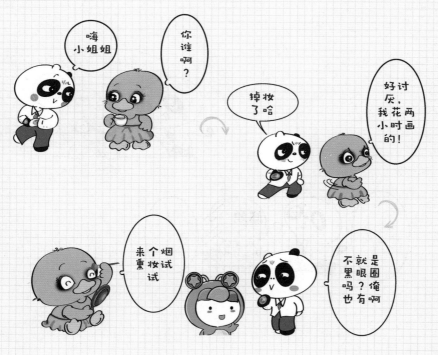

然而现如今，化妆品的原料更加多元化，通常含有各种化学物质，却很少用食材入料，长期浓妆艳抹，西施可能会变东施哦。

　　市场上的化妆品除含有水、石蜡油、滋润油、香料、防腐剂、滑石粉外，还可能含有汞、水杨酸、激素等化学成分，具有不同程度的刺激性。频繁使用会破坏皮肤角质层，甚至会导致皮肤过敏、内分泌紊乱等。

　　中医认为，肺主皮毛，人体的皮肤表层有汗腺和皮脂腺孔，除了蒸发水分、排出盐分和脂质，还有轻微的呼吸功能，辅助肺的新陈代谢。望而知之谓之神，人体的健康状态在面部会有相应的体现。如果脂粉涂得太厚，可能会导致大量化妆品颗粒堵塞皮肤毛孔，扰乱汗液和脂质的正常分泌，引起毛囊炎、痤疮等皮肤病，严重者可导致慢性中毒。

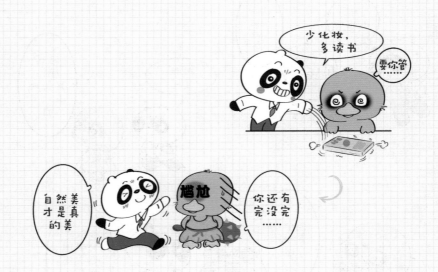

现身说法

5月即将大婚的小娇来到某影楼拍摄婚纱照。第二天晨起，她觉得脸上刺痒，伸手抓挠，竟然脱落了大量皮屑。一照镜子，可把小娇吓坏了，满脸疹子不说，眼睛还肿成了一条缝。可怜小娇在影楼额外花高价使用了所谓"高档"化妆品，却令自己一夜之间毁了容。

30多岁的小王，最近莫名得了高血压，伴有头痛、注意力不集中、反复口腔溃疡等症状。经多次沟通，医生得知她使用了新的化妆品，在对化妆品和小王的尿液进行毒物检测后，发现是汞成分超标，这才找到了病根儿。汞虽然能让皮肤看起来白皙，但长期使用会严重损害身体健康，引发中毒。

吴女士从女儿5岁起就为其化妆，等孩子12岁时，发现她比同龄的孩子发育得慢，总是不长个儿，就医后才知道是长期化妆惹的祸。

不适宜化浓妆的人群

1．孕妇及哺乳期女性。

2．尚在发育的儿童、青少年。

3．皮肤重度敏感者及患有皮肤性疾病者。

化妆小贴士

1．**不要化浓妆**。涂抹浓重的化妆品会抑制皮肤"呼吸"，素颜的你也很美哦。

2．**化妆有间歇**。长期化妆皮肤得不到休息，应阶段性地给皮肤"放个假"。

3．**选择化妆品不要"从一而终"**。经常使用同一款化妆品危害多多。任何化妆品都有抑制某些物质的特性，长期使用一种化妆品，某些物质得到抑制，另一些物质泛滥成灾，同样对皮肤不利。

4. **要有识别劣质化妆品的火眼金睛。**买化妆品不仅要看外观，还要打开看看内容。化妆品品质低劣或过期，其性状会发生改变，坚决不要买。

请大家一定要注意，化浓妆、误用不合格化妆品可能带来潜在健康风险，小仙女们应当选择具有防晒补水功能、质量可靠的化妆品，这样不仅能减少皮肤损伤，还有助于延缓衰老。粉质化妆品不能直接接触皮肤，使用前应该先涂抹一层化妆水或乳液使毛孔收缩，防止重金属和粉末物质的侵害，卸妆清洁也十分必要。

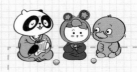

淡妆怡情，浓妆伤身，快甩掉厚厚的脂粉，一起来做氧气小仙女吧！

过度减肥，早晚出大事儿

减肥在历史上也曾是时尚。古语有云："夫楚王好细腰，而美人省食。""衣裳淡雅，看楚女纤腰一把。"中世纪的西方社会也曾出现穿紧身衣的习俗，16 世纪后半叶甚至出现了铁制紧身胸衣。时至今日，大家仍对"燕瘦"情有独钟，网络上还出现了反手摸肚脐、维纳斯的酒窝等关于身材的"终极测试"。然而，有不少人迷失在过度减肥的道路上，甚至不惜花费大量时间、精力、金钱，通过口服不正规减肥药、过度节食等方式，达到快速减肥的目的。

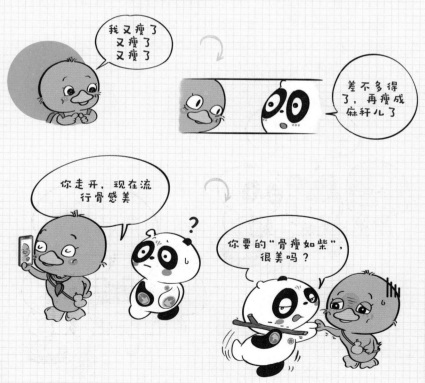

其实，每个人的体型各有特点，没必要整齐划一。合理健身、平衡膳食才能增强体质、塑造健美的身型，好身材可不是靠过度减肥得来的。教大家一个自测小公式，轻松判断自己是否需要减肥：身体质量指数（Body Mass Index，简称 BMI）是国际上常用的衡量人体肥胖程度和是否健康的重要标准，由体重千克数除以身高米数平方得出。数值在 18.5 ～ 23.9 之间为正常，≥ 24.0 为超重，≥ 27.0 为肥胖。

　　有多少小可爱已经偷偷开始算起来了（机智脸）！今年的你超重了没呀？请记住，影响到身体机能的减肥才是有必要的！

　　在中医看来，脾胃是将水谷化生为精华的后天之本，肥胖的产生与脾胃虚弱、酿生痰湿有关，调理好脾胃能够起到一定的减肥效果。相反，不恰当的过度减肥会损伤脾胃功能。有句话叫"内伤脾胃，百病由生"，过度减肥会导致记忆力下降、神经性厌食、卵巢早衰、骨质疏松、贫血，还会增加心血管疾病患病率。

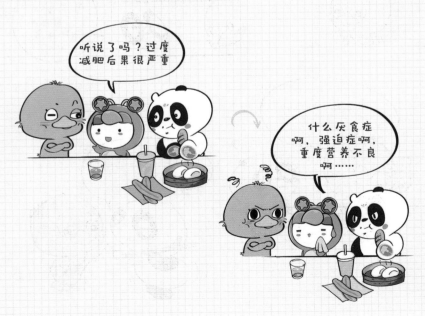

现身说法

小美是一名大三学生，身高 153 厘米，却只有不到 30 千克。她被诊断为神经性厌食，并伴有抑郁症。原来，半年前，小美认为体重 45 千克的自己太胖，开始通过节食和大量运动减肥，从最开始吃东西前要过秤、计算热量，到只进食水果和稀饭，后来更是发展到吃完东西后催吐，情况愈演愈烈。半年下来，小美瘦了 15.5 千克。然而，由于过度消瘦，小美患上了严重营养不良，代谢、内分泌紊乱，连走路都觉得费力。

21 岁的张小姐为改变自己"微胖"的身型，半年间节食减重 20 斤，导致月经紊乱，被医院确诊为"卵巢早衰"。过度减肥期间营养缺乏，可能会使卵巢功能衰退，绝经期提前，如果不尽早治疗，不但无法恢复正常的月经周期，生育功能也会受到影响。

一名体重 260 斤的男子，在成功减去 60 斤后，70% 的肝却已经坏死，被医院下发了病危通知书。原来，该男子购买的减肥药不仅是三无产品，还被检测出含有违禁药西布曲明和酚酞。酚酞会使人腹泻，长期过量服用会诱发心律失常、神志不清、血糖升高等。西布曲明是一种中枢神经抑制剂，具有兴奋、抑制食欲等作用，但有可能引起心脑血管疾病，还会出现口干等不良反应。

减肥的注意事项

1. 继发性肥胖症应针对病因进行治疗。

2. 不建议用水果代替正餐，时间久了容易营养不良；并且水果性多偏寒凉，易伤脾胃。在日常饮食中，也应适量摄入脂肪和胆固醇。

3. 对自己身材不满意而未达到肥胖标准的人，可以进行有针对性的塑形锻炼。

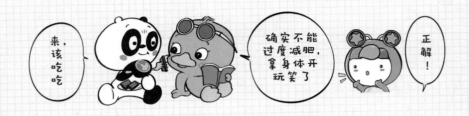

看似简单的减肥，其实藏着大学问。想要变瘦的"胖友"，一定要到正规医院的临床营养科门诊，在专业医师指导下循序渐进地科学减肥，这才是最健康的哦！

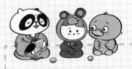

科学减肥，让身体在瘦的同时保持健康，这才是咱们应该立的Flag！

早上起来脸变胖，你"肿"么了

有的小伙伴经常苦恼：我的 BMI 指数和别人差不多，平时并没有暴饮暴食，体重也没有太大改变，但为什么我的脸，早上起床时总会比其他时间要胖？为什么？为什么？为什么？如果你也有这样的困惑，那么这可能是浮肿的表现哦！浮肿跟饮食过咸、长时间保持同一姿势有关，可在活动后消退，不用太在意。但面部、四肢长期浮肿，按压后皮肤明显凹陷，回弹速度比正常部位慢，这就暗示身体可能存在问题哦。

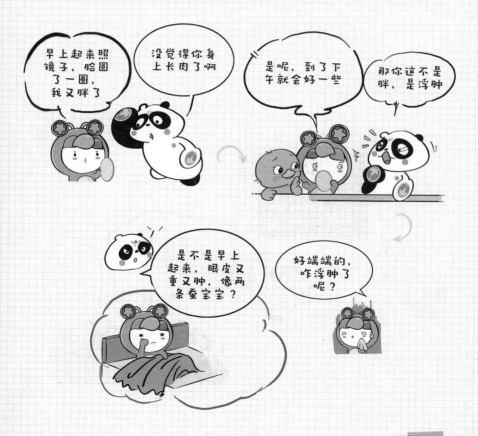

中医认为，水液的正常运行要靠肺、肾、脾、三焦等脏腑发挥作用，它们就像"人体发动机"一样辛勤地工作。当水液赖着不走，变成水肿，就说明要么堵了，要么没力气推了。气血不能正常运输水液，一定是"发动机"出了问题。

除此之外，水肿还特别喜欢出现在女生身上，甚至有些女生月经前后身体总是莫名其妙地浮肿，这是因为女性经期血海空虚或者气滞血瘀，影响了水液的运行。

那么，平时应当怎样减轻浮肿呢？

减轻浮肿小贴士

1. 养成良好习惯

长期熬夜、睡眠不足、饮食不规律，都会增加脏腑的工作负担，导致身体新陈代谢和血液循环变差，从而加剧水肿问题。保持规律的作

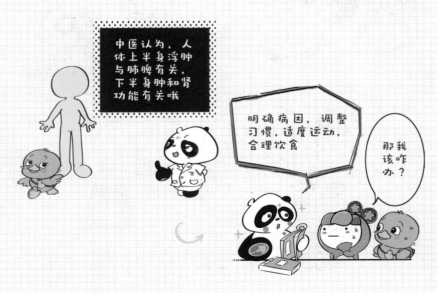

息，养成良好的生活习惯，是减轻浮肿的前提。

2. 经常运动按摩

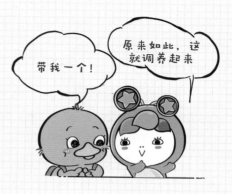

运动能够促进水液的代谢，跑步、打球等都是加速新陈代谢的理想方式。另外，经常按摩下颌、锁骨、腋窝、腹股沟、膝盖窝这五个淋巴所在位置，也可以改善淋巴和血液循环。按压命门、丰隆、足三里等穴位，也有助于利水消肿。

3. 合理饮食调理

饮食过于咸、辣对浮肿的人来说是不可取的。脾胃有运化水湿的作用，多吃粳米、山药、薏苡仁等健脾食材将有助于推动水液的运行；同时，香蕉、苹果、香菇、菠菜等含钾高的蔬果也可以帮助消除水肿。

隔三岔五的浮肿总是很恼人，通过日常保健或寻求中医调理都能改善水肿的症状。如果短期内局部突然出现水肿并伴有其他严重不适，可能提示心、肝、肾出现了严重损害，需要引起高度重视。

现身说法

大学生小赵与朋友打赌，一口气做了 100 个俯卧撑，导致全身浮肿和尿血。医生告诉他，这是严重的运动过度造成的，如果再多做几十个，可能就没命了。

小伙儿阿明被外派到非洲某国工作，11 个月后突然发病，恶心呕吐，全身浮肿，尤其是踝关节，以致走路都不稳当了，需要扶着东西才行；四肢末端感觉减退，手脚就像穿了袜子戴了手套，用针扎手指都不觉得疼，整个人变得反应迟钝。在排除了一系列疾病后，医生发现阿明血清中叶酸和维生素 B_{12} 的含量大大低于正常值，原因竟是他长时间吃的是精加工过的稻米。

市民林先生总认为自己肾虚，经常服用各类营养品。冬季来临，他更是迷上了食补，经常邀约三五好友吃火锅、涮海鲜、烤全羊。渐渐地，林先生的体型变得圆润起来，令他一时间欣喜不已，认为进补起作用了。一日，林先生与好友聚会时突然晕倒在饭桌上。送医检查才知，林先生的血压高达 200/120mmHg，尿蛋白 3+，肌酐也明显高于正常，身体"变胖"其实是出现了浮肿。最终，林先生被诊断为肾衰竭。

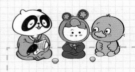

冰冻三尺，非一日之寒。与其坐以待"肿"，不如从现在开始，科学地进行健康管理，保护好身体的"发动机"，要实壮不要虚胖哦！

知己知彼，才能战"痘"不败

你有长痘痘的困扰吗？你知道如何正确地战"痘"吗？你知道"痘"是什么吗？

"痘"指的是细菌感染产生的寻常痤疮，是一种自限性疾病，时间久了是可以自我恢复的，但恢复过程比较漫长，并且容易导致患者产生自卑等心理现象。长了痘痘以后如果任其发展，可能会留下痘印、痘坑、橘皮状，毛孔粗大等后遗症，让人不想照镜子、不想出门，甚至被嫌弃……

男生、女生进入青春期，皮脂腺分泌旺盛，易堵塞毛孔，少氧多脂的环境有利于细菌的繁殖。而当皮肤新陈代谢变慢、免疫力低下时，悲剧就发生了。致痘细菌的排泄物在毛囊开口处越积越多，直到把毛孔堵住，于是产生了轻微的痤疮——粉刺。

粉刺可以理解为痘痘的"潜伏期"，也就是我们常说的白头和黑头，它们在皮肤底层生长 6 ～ 9 个月才会冒出皮肤表面。很多小伙伴以为痘痘是一夜之间爆发出来的，其实不然。当粉刺出现时，大家就该警惕啦！看似平静的皮肤下面，已经危机四伏咯！

熬夜到天亮，鸡翅烤串随意吃，晚上不卸妆倒头就睡，三无面膜天天敷……以上种种行为都会导致粉刺变大并进一步发炎，最终变成"痘痘"。早在战国时期的《素问·生气通天论》中便有关于痤疮的记载，清代的《医宗金鉴·外科心法要诀》称痤疮为"肺风粉刺"。那么所有痘痘的产生都是因为"热"，即我们所说的"上火"吗？非也非也！除了"热"，还有湿热、血瘀、痰结、肝郁等。因此，喝凉茶去火，并不是人人适用的。

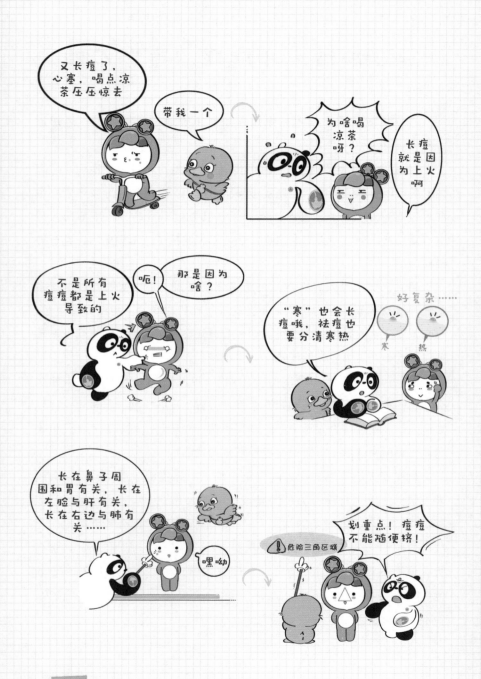

再说说挤痘痘这件事。你是粗犷派、婉约派，还是纠结派？无论哪一派，都是错误的！因为，挤痘痘可能致命！我们的面部两侧口角至鼻根连线所形成的三角形区域叫"危险三角区"，这个地方很"顽皮"，经常长出痘痘来。之所以称它"危险"并非因为爱长痘，而是因为面部的表浅静脉有些并没有静脉瓣，在外力作用时无法确保血液往一个方向流动，进而会出现血液回流至颅内的情况。

如果痘痘脓疱里的细菌或是手指上的细菌被用力挤压跑进血液，流到了颅内的静脉窦，这个像海绵一般的静脉窦就会裹住细菌，让它进去后不容易出来，从而堵塞静脉，导致发炎，引起颅内感染甚至全身感染。后果很严重哦！

现 身 说 法

饱受痘痘困扰的郭小姐在微博上看到一款售价为 158 元的祛痘万能膏，号称纯中药手工研磨，不加任何激素，使用者称有奇效，不但祛痘快，还能让皮肤变白嫩。郭小姐爱美心切，立刻买回一瓶。开始两个月确实"有效"，但奇怪的是，只要一停止使用，皮肤就会出现问题，于是只好一瓶接着一瓶地买。心生疑窦的郭小姐拿着"万能膏"来到检测中心，一测才知道，这款膏药主要是由四种抗生素、过期的氯霉素注射液、脚气膏以及一款兽用药品组成，含有激素类成分。激素长期作用于皮肤，可能引起激素依赖性皮炎及其并发症，这正是这款"万能膏"令人"欲罢不能"的原因。

19 岁的小杨到美容院祛痘，当晚脸就肿了起来。后经查实，该美容院并没有医疗美容机构资质，涉嫌非法行医，所使用的护肤品缺乏相关合格证明，甚至连美容师的体检证也过期了。

如何战"痘"才能赢

1. 用温水洗脸，皮脂较多时可每日洗 3～4 次。不用冷水洗脸，以防毛孔收缩，皮脂堵塞，痤疮加重。

2. 避免滥用粉质或油质化妆品。

3. 忌挤压，以免炎症扩散，愈后遗留凹陷性疤瘢。

4. 忌食辛辣刺激性食物，少食油腻、甜食。

5. 多食蔬菜、水果，保持大便通畅。

6. 痤疮初长时可以用棉签蘸少量碘酒点拭患部，有利于减轻症状。

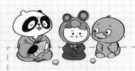

　　知己知彼，才能战"痘"不败。小伙伴们，你们学会了吗？

"一天一苹果，疾病远离我" 居然是谣言

你知道吗？水果是有"个性"的，它们各有特殊的作用。《黄帝内经》曾提出"五谷为养，五果为助，五畜为益，五菜为充，气味合而服之，以补精益气"，充分说明了吃水果的重要性。

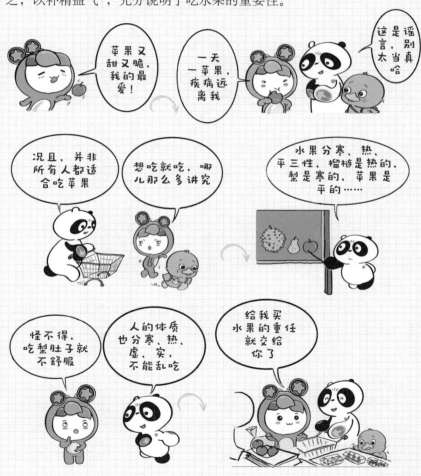

水果既然有"个性"，那么如何判断它们不同的属性呢？下面就给大家介绍一些食物属性的区分妙招，供小伙伴们学习参考，一起做养生小达人。

我们的祖先根据食物的外形、味道、生长季节等，把食物的性质分成阴性和阳性。古人认为：阴性的食物性凉，消火祛燥，使身体镇定清爽；阳性的食物性热，助阳散寒，使身体增加活力。

从形状来看，叶类食物属阴性，根茎类食物属阳性。比如白菜、菠菜、卷心菜等叶菜属于阴性；洋葱、莲藕、红薯、芋头、土豆等根菜就属于阳性。

从味道来看，酸味、苦味、咸味的食物属于阴性，比如山楂、海藻等；辛味、辣味的食物属于阳性，比如生姜、韭菜、大蒜等。

从生长环境来看，凡生产于温暖的地区、陆地上及塑料大棚中的食物大多属于阴性；相反，这些场所以外的地方生产的食物多属阳性。

从季节来看，成熟于夏季的食物多属阴性，成熟于秋季或冬季的食物属阳性。比如西瓜、西红柿、茄子在夏季成熟，属阴性；胡萝卜在秋季成熟，属阳性。

虽然水果很好吃，但我们一定要先了解自己身体的状态再选择合适的水果。那么，身体不适时该吃什么水果呢？

发热时

发热时可以吃些具有生津止渴、清热解毒功效的水果。比如西瓜、梨、荸荠、柑橘、猕猴桃、香蕉、草莓，此类水果一般具有高含水量，且富含钾、维生素 C。

腹泻时

腹泻时可以吃收敛固涩的水果。比如无花果 5 ~ 7 个用水煎服、石榴皮 30 克水煎服、草莓 200 克水煎服（暑热泄泻）、板栗适量炒或煮熟吃，三餐饭后食用苹果泥等。

便秘时

便秘的时候要食用润肠通便的水果。比如早晚空腹吃一个苹果，或将哈密瓜 250 克一次吃完，将五个核桃拌蜂蜜后在睡前食用，捣烂荸荠后取汁服用，常吃去皮的柿子和花生等。

另外，为了能让营养最大化，水果还应该这么吃！

根据时间吃水果

吃水果宜在饭前一小时或者饭后两小时，切忌饭后立即吃水果，否则很容易造成胀气和便秘。也可以在每天上午 9 ~ 10 点、下午 3 ~ 4 点或睡前 1 ~ 2 小时进食水果。

根据健康状况吃水果

根据自己的健康状况选择合适的水果。如果吃梨肚子不舒服，那就少吃或不吃此类寒凉的水果；如果吃榴梿上火，那就少吃或不吃此类温热的水果。如果两者都不适应，那就试试甘平类的水果。

适量吃水果

每日进食 1 ~ 3 次水果即可。过量食用水果也会带来一些危害，比如过量食用苹果，会使体内钾与钠比例悬殊，导致心脏、肾脏疾患，过量食用荔枝会导致低血糖等。

当然，吃水果对身体健康只起辅助作用，如果真的生了病，最好还是去正规医院就诊，以免耽误病情。

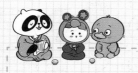

水果虽好，可也不要贪吃哦！

黑眼圈去不掉？
那是你没对症下药

最近，团宝有点郁闷：自己明明很少熬夜，每天还擦眼霜，为什么还会有黑眼圈呢？

科学表明，出现黑眼圈的原因并不只有熬夜！大量饮用咖啡、过量饮酒、严重情绪困扰、过敏性鼻炎、长期卸妆不干净……都可能是导致黑眼圈的罪魁祸首。此外，长期黑眼圈与多种疾病相关，如湿、寒、血瘀、肾虚等，当然了，也不排除遗传因素，须仔细辨别。

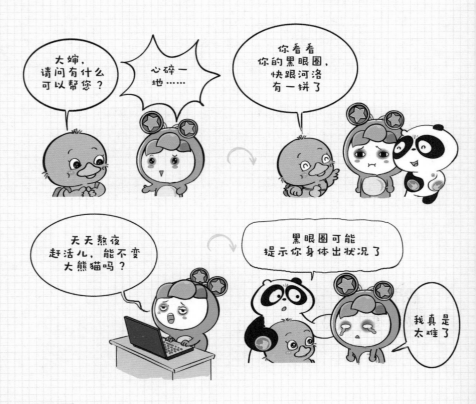

想要消灭黑眼圈，必须先学会辨别它。黑眼圈一般分为三种：血管型、色素型和结构型。

血管型黑眼圈

颜色：青色。

原因：熬夜、压力过大、抽烟或过敏性鼻炎等。

原理：眼周静脉血循环不足，导致血管的颜色呈淤青色，随着年龄的增长，眼下脂肪减少，皮肤变薄，血管型黑眼圈也会更明显。

色素型黑眼圈

颜色：浅棕色。

原因：阳光暴晒、卸妆不彻底、长期搓揉眼部、熬夜等。

原理：眼周血流不通畅，加重黑色素沉着。

结构型黑眼圈

颜色：黑色。

原因：眼周胶原蛋白流失过多。

原理：皮肤失去弹性而松弛，褶皱形成阴影，容易变得暗沉，眼部静脉回流变差，使黑眼圈色泽加深。

中医认为，肝开窍于目，长期熬夜伤神、疲劳气虚、情志抑郁，可使肝肾亏虚、肝郁气滞，导致肾精不能养肝血或肝气不能推动血液运行，从而造成眼周血液循环不畅，可能会出现黑眼圈。从现代医学角度看，静脉血管血流速度过于缓慢，二氧化碳及代谢废物累积过多，将加重血瘀形成恶性循环。

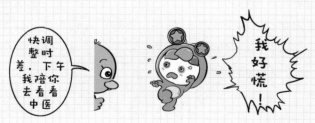

长期严重黑眼圈可能在暗示疾病

1. **肝脏疾病**。据统计，大约有 1/5 的肝病患者面部和眼眶周围会出现色素沉着，尤其是肝功能长期不正常、肝大者，黑眼圈会长期存在。肝的本色是青色，而青色主寒证、瘀血。因情绪波动、工作压力大等出现肝气郁滞，气机不畅，引致血液流通不顺，微细血管的血液循环减慢，黑色素沉淀在眼睑皮肤下，就会形成黑眼圈。

2. **肾亏**。传统医学认为黑眼圈是肾亏所致。肾精亏少则两眼缺少精气的滋润，肾之黑色就浮越于上，因此双目无神，眼圈发黑。长期生活方式不健康、性生活过度，都很容易导致黑眼圈。

3. **鼻腔问题**。黑眼圈也可能和鼻腔问题有关。如果你经常晨起打喷嚏、流鼻水，就会因为眼睛下方静脉窦附近的血流增加而造成黑眼圈。因此，患有过敏性鼻炎的小伙伴，变身"大熊猫"的可能性尤其大。

克制黑眼圈小妙招

1. **毛巾外敷**。使用温度不超过 40℃ 的毛巾外敷眼睛周围，后改用冷毛巾敷，冷热交替来回 5 次左右，可加快眼周的血液循环，让瘀血疏通，以减轻黑眼圈。

2. **使用眼霜**。含有维生素 A、左旋维生素 C、维生素 K 的眼霜可以促进眼部周围血液循环，达到预防或减轻黑眼圈的效果。

3. **使用眼膜**。用两片冰过的眼膜敷在眼睛上，分别用两手食指、中指、无名指轻按下眼睑。

4. **局部按摩**。用两手掌按压双耳，用按压旋转的方法按摩耳部，可消除眼疲劳。需要注意的是，按摩力道不可以过大，否则可能因为摩擦、外力，让黑眼圈更恶化哦。

防微杜渐避免黑眼圈

1. **改正不良饮食习惯。**勿摄入过咸、刺激性过大的食物，勿过多吸烟喝酒，切勿熬夜。可以多吃些鸡蛋、瘦肉、鱼虾、芝麻、花生、黄豆等富含蛋白质的食品，多吃西蓝花、油菜花、西红柿、胡萝卜、洋葱等蔬菜也可增加维生素的摄入。

2. **及时治疗慢性疾病。**同时加强营养，适当补充维生素 C、维生素 A 和维生素 E。

3. **进行自我按摩。**促进局部血液循环，加快静脉血液和淋巴回流。常用的方法是用拇指指腹沿着眼眶由内而外、由上而下做轻微的按压按摩，也可以经常进行眼部护理。

4. **彻底卸妆。**如果你经常化妆，一定要用眼部专用的液状乳液清除眼妆，并清洗干净，平时应使用眼部专用化妆品。

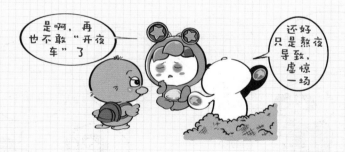

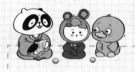

身体是革命的本钱，小伙伴们想要祛除黑眼圈，最佳的办法还是少熬夜、多休息、保持充足睡眠，黑眼圈就会和咱们说再见啦！

每逢佳节胖三斤，怎么破

除夕是阖家团圆的日子，丰盛的年夜饭像是对过去辛苦一年的犒劳。蒸羊羔、蒸鹿尾儿、烧花鸭、烧雏鸡儿、烧子鹅、卤煮咸鸭、酱鸡腊肉、松花小肚儿、晾肉香肠……这么多好吃的，想必大家已经迫不及待了吧!

但是，问题也来了，"每逢佳节胖三斤"的"胖"友们，请举手!

同学聚会、单位团拜、家庭聚餐，顿顿大鱼大肉、推杯换盏，肚子吃撑了，体型吃胖了。暴饮暴食还会导致胃胀、不消化，严重者可能出现拉肚子、便秘等情况。难道，美味与身材真的不可兼得吗?别着急，这就为大家献上压箱底绝学!

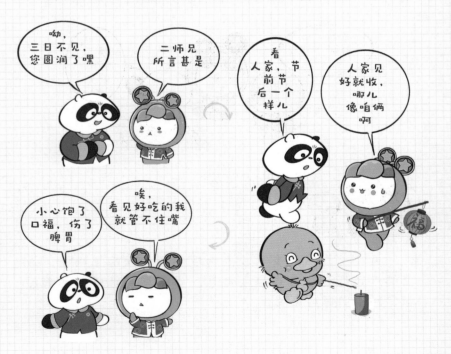

七个小妙招助你健康享受美食

1. 腹痛、泄泻和便秘时，试着揉按肚子上的天枢穴，每穴5分钟左右。

2. 肉类食物吃多了，可以泡山楂或神曲吃。

3. 面食吃多了，可以煮炒麦芽吃，泄泻可以用焦麦芽。

4. 胃肠积滞时，可以用白萝卜100克和大米按常法煮萝卜粥，调入少许食盐即可。

5. 呕吐时，可以用30毫升葡萄汁和少许姜汁调匀口服。

6. 过食寒凉导致腹痛、泄泻时，可以吃鲜山楂。

7. 醉酒时，可以用10克葛花温水浸泡后，再加入适量蜂蜜，饮酒前和酒醉后均可适量饮用。

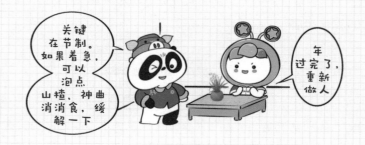

中医认为，脾胃乃后天之本，内伤脾胃，百病由生，饮食不节制无疑是最伤脾胃的，具体表现为：

胃气壅滞

吃的量多，食物积滞在胃里不能及时消化，导致胃气壅滞。六腑以通为顺，胃气原本是往下走的，现在下降的道路被堵住了，源源不断产生的胃气只能停留在胃里，这就是产生胃胀的原因之一，时间久了就会胃痛。气一直没有出路，就往上走，这时轻点的会出现嗳气，重一点的就是呕吐了。

损伤脾阳

生鱼片、水果等生冷食物吃太多会损伤脾阳。中医认为脾是主运化的：一是运化水谷，管理食物的消化吸收和运输，脾损伤了，就算吃得并不多，食物依然会长久停留在胃里不能被运走，造成积食；二是运化水液，就是摄入体内的水液经过脾的运化传输才能变成人体可用的津液，体内代谢后的水液及其他物质也需要脾的运化传输才能变成汗、尿等排出体外。如果脾受损，运化水液的功能减弱，就会产生痰、湿等病理产物，而这些物质正是使人变胖的罪魁祸首之一。所以，吃冰激凌容易胖，除了热量高，过于寒凉伤了脾也是一个原因。

脾还主升清，脾受损，脾气不升会导致头晕；水谷并走大肠会出现腹胀、泄泻。脾受损的一个重要表现是不能完整地消化食物，你可以通过便便回忆起前一天吃了什么，你懂的……

现身说法

小陈过年返乡，父母爱子心切，大鱼大肉成为饭桌上的"常客"。与此同时，隔三岔五走亲访友和同学聚会，也免不了胡吃海喝。这不，年还没过完，小陈就感觉右上腹隐隐作痛，几天后突然疼得他满头大汗，还出现发烧和呕吐的症状，送医后诊断为胆结石伴急性胆囊炎。

小王接连两天赴酒局，导致腹痛难忍并伴有呕吐，被医生诊断为急性胰腺炎，入院后在 ICU 里躺了 17 天才捡回一条命。

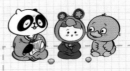

老话说，"好话不说满，饭吃八分饱"。建议小伙伴们荤素搭配，合理饮食，节约"光盘"，争过健康年！

为什么全世界只有我睡不着

　　马路上大卡车的轰鸣声，隔壁邻居马桶的冲水声，楼上熊孩子的哭闹声……每天晚上的你，会不会也像团宝一样，明明很困但就是睡不着？现如今，生活节奏加快，工作压力增大，"睡觉难"成了很多人的烦恼。

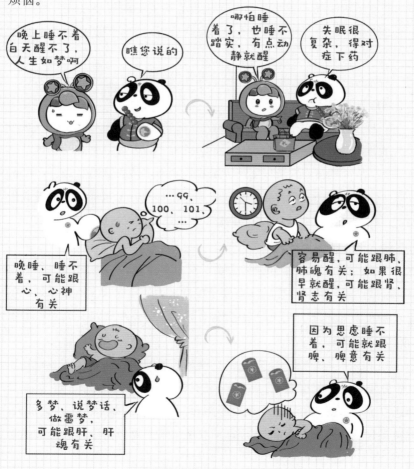

现身说法

小李近两个月来总是入睡很难，一早就醒，还经常通宵失眠。精神不济，他逐渐开始情绪低落，对以前感兴趣的事都觉得索然无味，郁郁寡欢，偶尔甚至会出现想死的念头。后经转入某医院心理行为医学科诊断，原来是得了无精神病性症状的抑郁症。

某上市集团公司董事长韦某坠楼，经公安部门现场勘查、视频取证、走访相关人员，并结合死者遗书综合分析，初步判断韦某系工作压力大、长期失眠、精神负担过重导致自杀。

失眠的后果如此严重，小伙伴们如何应对？

治疗失眠六法

1. **按摩疗法**。中医认为，脑为元神之府，元神是人体生命活动的表现，受脑主宰。神庭穴位于额上，与脑府相近，并且督脉的循行是入络于脑。故常按神庭穴可以给予大脑良性刺激，改善疲劳状态，又可调节精神，帮助睡眠。用食指或中指指腹置于神庭穴上按揉，以感觉酸胀为度，每日可按揉多次，每次按揉 2 ~ 3 分钟；或按摩神门穴 2 分钟，可快速入眠，舒缓神经，安心定神。

2. **艾灸法**。部分人群脑力劳动后会觉得脑门发冷，可选用艾条熏灸神庭穴。操作时将点燃的艾条置于距离神庭穴皮肤 3 ~ 5 厘米处，以感觉温和为度。每次艾灸约 20 分钟，1 次／日。神庭穴艾灸亦可用于治疗感冒后鼻塞、流清涕。

3. **刺激控制疗法**。核心是建立睡觉和床的关联性，让你一看到床就想睡觉，具体怎么做呢？一是只在有睡意的时候才上床，如果 20 分钟还没睡着，就离开床，等到有睡意再回床睡。二是上床前，把手机、电视遥控器、食物都放得远远的，不要在床上做任何跟睡觉无关的事情。三是不管睡得怎么样，都在固定时间起床，白天最好也不补觉，坚持到晚上再睡。

4. 松弛疗法。紧张和焦虑，都是导致失眠的常见因素，松弛疗法就是通过放松身心，来缓解这些不良因素，从而促进睡眠。进行缓慢的深呼吸训练，练习气功或瑜伽，听听柔和舒缓的音乐，想象自己躺在温暖的阳光下，在海边聆听海浪声等都是不错的选择。

5. 芳香疗法。茉莉花、薰衣草之类的植物都有助眠作用，可以在卧室摆放这些花花草草，也可以选择香薰灯、香薰炉或香薰包、薰衣草枕头来助眠。

6. 茶饮疗法。酸枣仁、百合干、分心木、红枣干、莲子、茯苓、枸杞子，用热水泡开约 3 分钟后饮用，早晚各一杯。

现代医学认为，失眠分为三种：**适应性失眠、心理生理性失眠和精神障碍性失眠。**

适应性失眠又称急性失眠症，基本特点是失眠继发于紧张性刺激以后，由暂时的、明确的、短期内有望解决的应急事件引起的失眠。失眠时间一般较短，通常几天到几周，在紧张性刺激因素消除或患者适应了这种刺激后，睡眠恢复正常。病程短于三个月。

精神障碍性失眠的特征是失眠病程至少一个月。与近期发生的精神疾病或精神疾病严重程度的波动有关，失眠可能稍早于精神疾病，或随精神疾病的症状波动出现。这种失眠常较预期更明显，以至于有些患者陷于严重的苦恼，或不得不针对睡眠问题进行治疗。

心理生理性失眠的病程至少为一个月，特征是具有条件反射性，总爱联想。因为患者形成了条件反射，所以卧室就成了导致紧张、焦虑和不能入睡的导火线。如有的患者在看电视时很容易入睡，但在卧室反而异常清醒。

如何选择失眠药物

药物选择既要考虑失眠症的特点，又要考虑药物的副作用：半衰期短的药物（如三唑仑、咪唑安定）对入睡困难很有效，但容易形成依赖性和撤药综合征；半衰期长的药物（如氟安定、安定、硝基安定等）对入睡困难和维持睡眠困难都有效，但次日的残留作用多，如头痛、头晕、记忆力减退、嗜睡等。因此，正确诊断、选择合适药品、制定个性化给药方案是确保失眠症药物治疗安全、有效、经济、合理的基础。

失眠的用药原则是什么

1. 病人在服药时，应从最低有效剂量开始。

2. 病人不必每天晚上服药，每周 2 ～ 4 次便可。

3. 病人连续用药不超过 3 ～ 4 周。

4. 在停服半衰期短的药物时，要逐步减量。

5. 注意停药后失眠反弹，所以要逐渐停药。

6. 患有高血压，肝、肾功能不全的患者慎用安眠药物。

7. 服药时切忌同时饮酒，以防加大药物依赖的危险性。

8. 必须在医生指导下服用安眠镇静药物。

快速入睡小妙招

4-7-8 呼吸法：先慢慢吸气 4 秒，然后停止呼吸 7 秒，最后再慢慢吐气 8 秒，连续做 3 ～ 4 次，能够降低交感神经兴奋度，排出更多二氧化碳，从而达到辅助睡眠的效果。

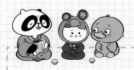

愿小伙伴们和团宝一起远离失眠困扰，安然入睡，以饱满的精神状态迎接崭新的每一天！

年纪轻轻眼袋大，"肿"么办

一些小伙伴年纪轻轻就长了眼袋，其实都是熬夜、睡眠不足、饮食不规律、用眼过度等不良用眼习惯所致，眼睛在抗议啦！

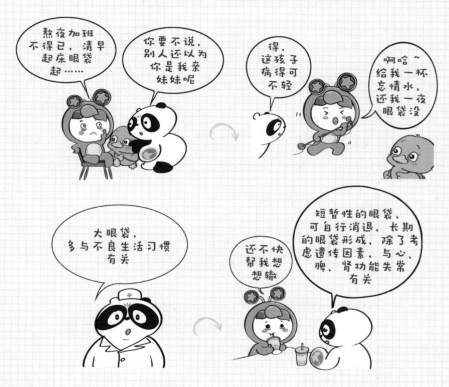

从中医角度看，眼袋属于下眼睑，归入脾范畴。脾主运化水湿，脾虚运化失司，水湿就会在体内停留，首先就会堆积在眼部，充水而浮肿，形成眼袋。同时，肾虚也会形成眼袋，《素问·逆调论》中说"肾者水脏，主津液"，肾虚会导致主水能力变差，影响水液代谢导致内分泌失调，反映在脸上就可能出现眼袋。

祛除眼袋小妙招

1.起床后按摩

起床之后，洗净面部，双手沿顺时针方向打圈，按摩眼部周围的肌肤，约5分钟即可，可以促进眼部周围的血液循环，消除眼袋。

2.睡觉前涂抹维生素E胶囊

如果眼袋很重，每晚睡觉前可用维生素E胶囊，将中间的黏液去除后对眼部周围皮肤进行为期四周的涂敷、按摩，能达到消除眼袋的效果。

3.鸡蛋按摩

晨起如果眼睛浮肿、出现眼袋，可以煮个鸡蛋，去壳后用毛巾包住，合上双眼用鸡蛋按摩眼睛四周，加快眼周肌肤血液循环，改善浮肿。

4.茶叶敷眼

将喝完剩下的绿茶茶叶用纱布包好，放进冰箱，第二天起来把茶包敷在眼睛上，对祛眼袋有不错的效果，即使不能完全祛除也能减轻眼睛的浮肿。

5.自制小黄瓜眼膜

黄瓜是美容护肤圣品，用来制成面膜、眼膜都有很不错的效果。把切片的小黄瓜敷在眼部，用来帮助减轻眼袋。

6.温水敷眼

把干净的毛巾用温热的水浸透，敷于眼部。注意水温不可过热，否则皮肤容易长皱纹。然后再将毛巾放入冷水冷却，敷于眼部，如此反复两遍即可。

不过，并不是所有祛除眼袋的方法都有效果，最好的方法还是保持良好的生活习惯，预防眼袋的出现。

那么，除了熬夜，你还知道其他形成眼袋的原因吗？

遗传

有些人的眼袋是天生的，跟熬夜无关。唯一的解决方法就是手术，求美者应当到正规医院寻求专业治疗。

睡前饮水过多

睡前半小时尽量别喝水，否则可能影响眼部的血液循环，导致排水不畅形成眼袋。通常经过休息或保养即可恢复，也可闭上眼睛，平躺在床上，用食指轻轻按压攒竹穴，也就是眉头下方的凹陷处，可以很好地缓和眼部疲劳，帮助排出多余水分。

年龄增长

再美的容颜也经不住岁月这把杀猪刀的雕刻，而由年龄增长导致的眼袋也是需要通过手术切除多余脂肪和皮肤才能达到理想的治疗效果。

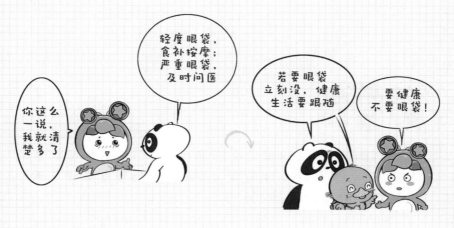

眼袋一旦出现，再想消除就没那么容易了。长期存在的眼袋对生理和心理都会产生一定影响。如果长期存在严重的眼袋无法消除，又排除了遗传因素，就需要考虑及时就医了。

在这里向大家推荐几种祛除眼袋的食疗方法，不过小伙伴们也需要请中医师辨识健康状态后再选择使用哦。

脾气亏虚型

白茯苓15克，粳米50克，入砂锅内，加水500毫升，煮成粥。每日早晚两次，温热服食。

心脾两虚型

龙眼肉10～15克（用温水浸泡片刻），粳米30克，红糖适量，放砂锅内，加水400毫升，采用文火至微滚到沸腾后10分钟，见粥稠，厚起粥油即可停火，再闷5～10分钟即可。晨起睡前各服1次。

脾肾阳虚型

补骨脂煲猪腰，补骨脂15克，猪腰1个，猪腰洗净后去脂膜，切成小块。补骨脂切成片，用纱布袋包好，同放入砂锅或瓦罐内，加水煮熟。以食盐少许调味，食猪腰饮汤。

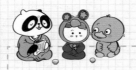

说了这么多，归根结底还是一句话：保持规律的生活好习惯，是预防多种疾病的关键，同时也是保持美丽的不二法门！

打通"任督二脉"，
真的那么神奇吗

不知道小伙伴们看武侠小说时会不会和咚咚一样，幻想自己在某次因缘际会下，突然打通了"任督二脉"，从此练成绝世神功，走上人生巅峰……但也有人认为，所谓"任督二脉"只是作家虚构的，现实中并不存在。其实不然。

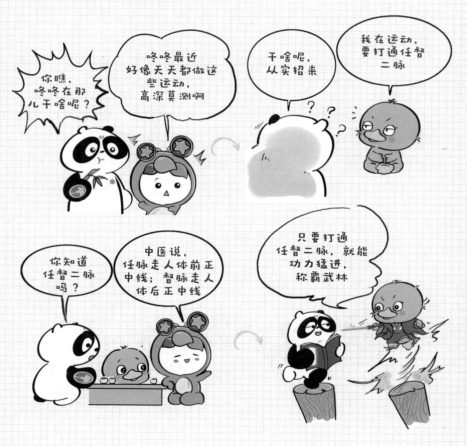

任督二脉隶属奇经八脉，穿插循行于十二正经之间，有统率、联系和调节十二经脉中气血的作用。十二经脉的气血旺盛而有余，就会流注于奇经八脉，蓄以备用；而当人体生理活动需要或十二经脉的气血不足时，奇经中所蓄的气血则可溢出、渗灌和供应于全身组织予以补充。

任脉大致循行于人体前正中线，主要功能是调节阴经气血和主胞胎，与女子月经来潮及生殖功能有关；督脉主要循行在人体后正中线，主要功能是调节阳经气血，以及反映脑、髓和肾功能，督阳虚可能导致精冷不孕等生殖系统疾患。

那么，武侠小说中总说打通任督二脉就意味着功力大涨，事实果真如此吗？

从中医的角度讲，就正常人而言，任督两脉本来就是通的，所谓的"通"，一般指的是气血通畅，武侠小说中所说的是随着人体生长及外界因素的作用，身体会出现气滞、血瘀等情况阻塞经脉，使得气血通畅程度下降，导致任督二脉不"通"，从而发生疼痛及其他疾病，所以

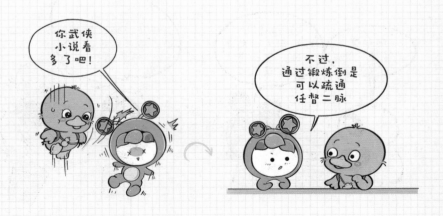

你武侠小说看多了吧！

不过，通过锻炼倒是可以疏通任督二脉

要通过锻炼使任督二脉气血更通畅。说了这么多，"打通任督二脉"一说究竟是真是假？

打通任督二脉就能获得神功的说法，是武侠小说的过度宣传。但从中医角度讲，通过适当的运动可以疏通任督二脉，比如打太极拳、练八段锦、学五禽戏等，还可通过针灸、按摩等调节任督二脉。因任督二脉是全身阴阳诸经的纲领，故任督二脉通则百脉通，具有改善体质、强筋健骨的作用。

因此，任督二脉是真的可以"打通"的，其原理就是让任督二脉气血通畅，从而达到养生保健的目的。在此提醒大家，对于"打通任督二脉"一事，一定要谨慎，要在专业医师指导下才可进行。如果某天有人对你说，"少年，我看你骨骼清奇，是万中无一的武学奇才"时，千万不要相信哈！

其实还有一些小妙招有助于气血畅通，间接起到"打通"的作用，比如：

适当的体育锻炼

气血不通往往与疏于锻炼有关，所以适量运动是保持身体健康的关键，慢跑、散步、游泳、打球、跳舞、练健美操等，不但会使体质增强，还有助于人体造血功能的增强，让气血通畅起来。

睡前泡脚

脚部作为经络的起点，运行不畅的情况时有发生。睡前坚持泡脚，对改善气血不畅有很大好处，泡脚的水一定要没过脚踝，水要温热不能太烫，每天坚持泡脚半个小时，能够很好地促进血液循环，有助于气血运行。

敲打膝盖

经常敲打膝盖也有利于气血畅通，因为膝盖部位血管较少，再加上通道比较狭窄，更容易导致气血不畅。

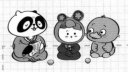

保持良好的生活方式和规律合理的运动，才是拥有健康的不二法门。

起床气！中医，你怎么看

大家有没有这样的体验：睡得正香，隔壁却发出了钻墙的声音，闹铃蓦然响起，或者被妈妈叫醒……只要早上没有自然醒，就感觉莫名生气，一点精神头儿都没有，看谁都不顺眼？

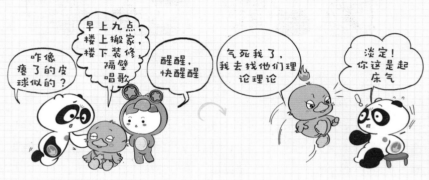

人在"非常规"状态下醒来，往往会伴随着心惊肉跳、胸闷气躁，从而情不自禁地发脾气，起码得花上20分钟才能缓解。这就是起床气。英国睡眠委员会的一项调查显示，女性比男性更容易有"起床气"，大部分女性睡醒后都会发牢骚。那么从中医角度来看，"起床气"究竟是怎么回事呢？

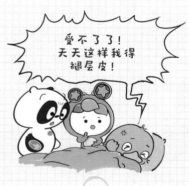

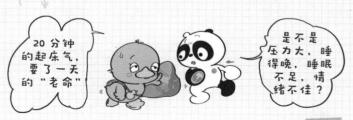

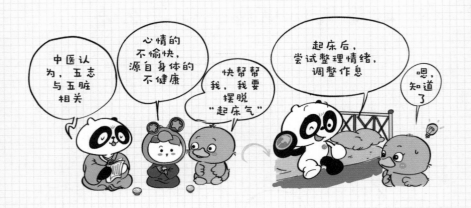

　　喜伤心、怒伤肝、思伤脾、悲伤肺、恐伤肾。心理的情绪往往反映的是身体的状态，而"怒"是一种强烈的不快或敌视情绪，是人对某种需求或欲望没得到满足而表现出来的反应。如果平时起床后易发怒、性情急躁，伴见头昏脑涨、头痛剧烈、面红目赤、口苦口干、耳鸣如潮、失眠多梦、小便短黄、大便秘结、舌红苔黄、脉弦数等表现，很有可能就是情志不遂、肝郁化火或火热之邪内侵、肝火炽盛所致。

　　现代人生活压力大，晚上下班回家会用上网、打游戏等方式减压，如果不加控制，睡眠时间就被压缩。第二天又不得不早起上学、上班，长此以往就会造成起床时情绪不佳，严重者后果不可想象。

　　如何调整起床气？

　　如果起床后感到头昏脑涨、疲倦，向家人或朋友发脾气，应及时意识到自己可能有"起床气"。这种情况下，可以先坐下来，稍微眯一下眼，听点轻快的音乐，整理自己的情绪。坚持每晚11点前睡觉，保证夜间有足够的优质睡眠。合理安排工作与休息，不要给自己太大压力。

　　调整小妙招

　　1. **沐浴阳光**。晨起先拉开窗帘，阳光可以促进褪黑素的分泌，让我们清醒得更快。

2．**洗热水澡**。早上洗热水澡能使体温上升，帮我们缩短睡眠惯性，让我们更快地振奋起精神。

3．**做伸展运动**。将手脚尽量伸展，向身体发出"该起床了"的信号。

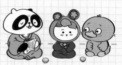

没人叫得醒一个装睡的人，也没人敢叫醒一个有起床气的人。希望大家保持良好的作息习惯，远离那些会使人感到不愉快、不健康的生活方式，早睡早起，从我做起！

突然心情很不好？
可能是你的身体在发出警告

刚开学的你，有没有这样的经历：经过了一个寒假的休息，一想到要上学，心情就无比烦躁，什么东西都找不到，什么事情都干不好？面对着一些小事，毫无头绪，负能量满满，感觉所有的坏情绪都跑到了自己身上？

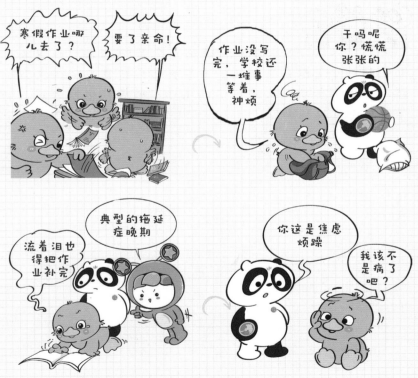

焦虑、烦躁、恐慌、压抑，却不想跟别人说……当这些情况出现时，就要引起注意了，心情不好，很有可能是身体在向你发出警告！

如果是女生在生理期出现这种情况，中医会将其表述为"经行情志异常"。《陈素庵妇科补解·经行发狂谵语论》中指出，女性生理期时常会出现一些情绪失控的表现，这多数与气血两虚、郁怒伤肝有关，气血运行失常会扰动心神，从而出现异于平常的情绪。男生在一些特定阶段也会出现焦虑、冷漠、抽闷烟、发脾气等异常情绪，与平常状态判若两人。

这其实是一种生物节律和激素水平变化的结果，引起大脑中枢神经递质的周期性失衡，才会出现这种情况。所以说，如果突然心情不好，在排除客观因素的情况下，极有可能是身体的一种提醒，督促我们进行相应的调节。

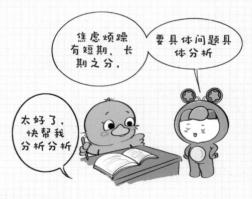

心情不好如何调节？

如果单单只是心情不好，那并不严重，不妨试试以下小妙招，让心情变美丽：

转移注意力

焦虑情绪会导致恶性循环，越是焦虑就会越让我们只关注引发焦虑情绪的事件，从而导致胡思乱想、坐立不安、痛苦异常。这个时候，如果能够找一本有趣又吸引人的书来读，或是从事适度紧张的体力劳动，比如做做家务，收拾房间，就能忘却痛苦的事情。

保证良好心态

保持心理稳定，使自己的主观思想不断适应客观发展的现实，不可大喜大悲；有意识地克制愤怒，不要轻易发脾气。

增加自信

自信是治愈焦虑的必要前提。相信自己，减少自卑感，每增加一些自信，消极情绪就会减少一点，恢复自信，就能最终驱逐消极情绪。

学会放松

可以试着在开始每天的工作之前，放松数秒，这种蓄意放松可充当有效的镇静剂，使我们控制焦虑，而不是被焦虑掌控。周末假日，外出散心，看看大自然的风景；做有益身心的活动，抛开工作的烦恼，也可以适当吃些甜食来改善心情。

参加体育运动

经常锻炼，使身体内激素分泌恢复正常，大脑中的兴奋性神经递质适当增加，从而尽快进入正常状态。

如果是生理原因导致情绪失控，可以尝试按摩以下几个穴位，对缓解情绪也能起到不错效果：

三阴交

定位：用骨度同身寸的方法在内踝尖直上3寸，按压有一骨头为胫骨，此穴位于胫骨后缘靠近骨边凹陷处。

功效：健脾和胃，调补肝肾，行气活血，疏经通络。

太冲穴

定位：人体太冲穴位于足背侧，当第一跖骨间隙的后方凹陷处。以手指沿大趾、次趾夹缝向上移压，压至能感觉到动脉应手，即是太冲穴。

功效：疏肝解郁。

丰隆穴

定位：从腿的外侧找到膝眼和外踝尖这两个点，连成一条线，然后取这条线的中点。接下来找到腿上的胫骨，胫骨前缘外侧大约是两指的宽度，和刚才那个中点平齐，这个地方就是丰隆穴。

功效：祛湿化痰。

如果在尝试了以上方法后还不能很好地缓解心情，那么建议大家求助医生，进行更加专业的诊疗调整。

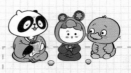

心情就像天气，有时晴，有时雨。糟糕情绪来袭时，要想办法应对，希望小伙伴们每天都有好心情！

那些号称能治百病的保健品，你还信吗

售价千元的鞋垫能治愈罗圈儿腿、心脏病、前列腺炎，成分如果汁的民间秘方"本草清液"可以"排毒"……近年来，各类保健品的宣传广告迷惑了众多消费者。其实，用药、食物来养生保健确实是中医"治未病"理念中的一部分，对调养身体有一定作用，但要说包治百病、长生不老，那就是妥妥的妄想了。

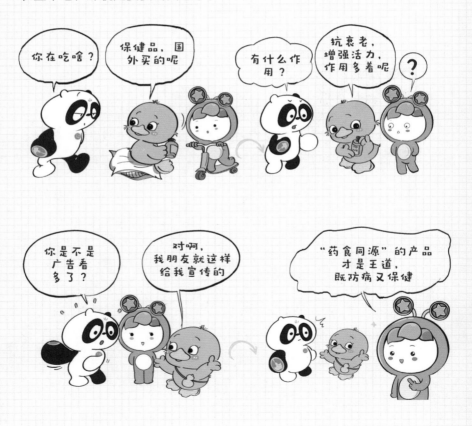

中医非常重视养生保健，将药分为上、中、下三品，《神农本草经》和《本草纲目》中提到："上药养命以应天，无毒、多服、久服不伤人，欲轻身益气，不老延年者，本上经。"从古至今，人们深得中草药保健和治病的精髓，深刻体会中医在"治未病"中的疗效，故而研制出许多中草药配方，制作成保健品服用。然而目前市场上很多保健品打着中医的幌子，偷工减料，以次充好，坑害消费者以赚取不义之财。

每种保健品都有适宜的人群，每个人因居住地点、气候、生活方式的不同，具有不同于他人的健康状况。选购保健品时，应该按照自身情况，谨慎选择。

保健品不是药品

保健品是保健食品的简称。根据中国《保健（功能）食品通用标准》中的定义：保健（功能）食品是食品的一个种类，具有一般食品的共性，能调节人体的机能，于特定人群使用，但不以治疗疾病为目的。在产品的宣传上，《中华人民共和国广告法》第十八条也明确规定：保健品广告不得含有涉及疾病预防、治疗功能的内容。

我们可以将保健品理解为含有一种或多种膳食成分，包括维生素、矿物质、氨基酸等成分的浓缩物、代谢物、提取物或组合产品，用来补充、供应、满足人体每日所需的营养摄入。卫生部门批准的保健食品预包装食品容器上（食品标签），应有卫生部门对这一食品的批准文号和卫生部规定的保健食品标志。保健食品的标签上除印有普通食品应有的生产日期、保质期外，还应注明适宜人群、食用量及食用方法。

保健品不可以代替药品

保健品对治疗疾病效果不大，但可以起到预防保健的作用，这与从古至今流传下来的传统药膳、食疗有一定相通之处。

以下药食同源的材料可以发挥一定的保健和防病的作用：

薏苡仁

薏苡仁，又叫薏米、苡仁、六谷子，是常见的药食同源之品，味甘、淡，性凉，入脾、胃、肺经，具有利水、健脾、除痹、清热排脓的功效。可以用于脾虚湿盛引起的水肿腹胀、小便不利、大便不成形、舌边齿痕、舌苔白厚等表现的病症，平时可选薏米30克与粳米煮粥服用（《本草纲目》）。

辣椒

辣椒，味辛、性热，入脾、胃经，具有温中健胃、散寒燥湿、下气消食、发汗解表的作用。因贪食冷饮受寒导致的脘腹冷痛，可以用辣椒1个、生姜5片，加红糖煎水服（《医药与保健》）。

葱白

葱白，又称葱茎头、大葱，味辛性温，归肺、胃经，具有发汗解表、散寒通阳的功效。小儿伤寒初起，头痛身热、发冷无汗，可以用鲜葱白1枚，豆豉6克，薄荷1.2克，粳米30粒。水煎服（《重订通俗伤寒论》）。

药食同源的"保健品"安全又经济实惠，日常食物很多就具有保健功能。拥有了一定的中医学知识，就可以避免花冤枉钱。有时花钱事小，乱吃所谓的"保健品"危害健康，后果就严重了。

现 身 说 法

68岁的陈大娘是独居老人，消费一直很谨慎，传单从来不接，打折促销也不去。然而一次，家附近开了场"公益健康讲座"，陈大娘动了心，前前后后购买了12万元的保健品，不仅没有治好陈大娘的支气管炎，病情反而更加严重，还因为用药不当，没有及时治疗最终发展成了肺气肿。

郑大娘老两口听信"养生专家"的推荐，购买了宣称"可治疗高血压、心脑血管病，打通全身脉络"的保健胶囊。服用两年后，郑大娘的老伴不仅没把病治好，还因脑出血导致生活不能自理，一直以来身体还不错的郑大娘，也在体检时查出不少毛病。当郑大娘去商家讨说法时，对方早已人去楼空。

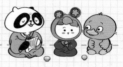

　　市面上保健品种类繁多，不法商家为了利益不择手段，让人防不胜防。多多了解科学的医学知识和保健常识，能帮助我们擦亮双眼，使虚假宣传无所遁形。

口腔溃疡久不见好，
谁疼谁知道

　　口腔溃疡是"会呼吸的痛"，一碰到就让人龇牙咧嘴。一旦有了它，吃饭、说话时都会痛到百爪挠心，苦不堪言。

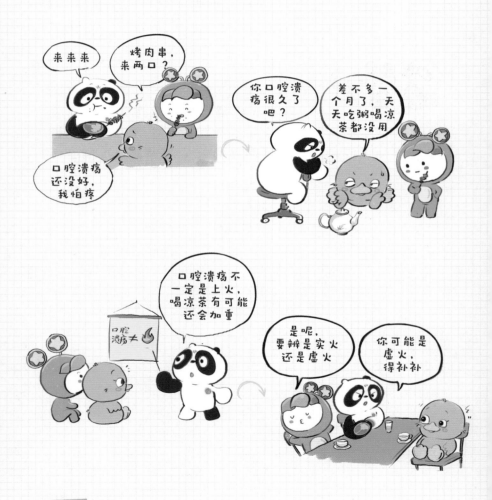

口腔溃疡就是口腔黏膜"破了个洞"，正常愈合需要 7～10 天，但稍不注意又容易反复发作，简直就是个"赖皮洞"，让人不敢吃、不敢喝、不敢说话。除了咀嚼时咬伤口腔黏膜导致的溃疡以外，它还与机体免疫力下降、微量元素缺乏、消化道溃疡、感染、遗传等因素有关，甚至与饮食、生活习惯也密切相关。

如何预防口腔溃疡呢？从饮食上来说，生冷食物损伤脾胃，辛辣之品助火上炎，都不宜食用。你知道吗？咖啡、巧克力、花生、西红柿和草莓，也容易引起口腔溃疡哦！从生活习惯上来说，保持规律的作息与舒畅的心情是必要的。减少或不嚼口香糖和槟榔，喝冷饮时尽量使用吸管，使用刷毛柔软的牙刷与不含十二烷基硫酸钠的牙膏，都能减少口腔溃疡的发生概率。

中医认为，口腔溃疡的病因有外因、内因两种，外因多为感受风、燥、火等外邪，内因多为饮食不节，与总是吃肥甘辛辣、嗜饮醇酒、情志不畅、劳倦过度等都有关系。口腔溃疡的病位虽然在嘴里，却也跟五脏六腑关系密切，临床上以心脾蕴热和虚火上炎最为多见。口属脾，舌属心，按照中医传统五行学说，心火和脾土可是一对"有难同当"的"母子"哦！心脾容易积热，火热上炎至口舌，便产生了口腔溃疡。在日常生活中，很多小伙伴得了口腔溃疡就以为是上火了，便选择喝花茶来"降火"，结果有些人喝了茶反而更严重了。殊不知，口腔溃疡也有"实火"和"虚火"之分！

脾胃虚弱、消化差、易疲劳、咽干舌燥、舌红少津、溃疡隐隐作痛、反复发作，多属于"虚火"口疮，宜滋阴健脾，辅助降火，如食用银耳、百合、莲子、山药等，不宜食生冷饮品以及各种寒凉食物。患"实火"口疮的人，则宜多食用寒凉清热食物，如绿豆、冬瓜、丝瓜、西瓜、梨等，不宜食助阳兴热的食物。

处理一般的偶发性口腔溃疡的方法

1. 蜂蜜汁含漱。蜂蜜内服具有清热解毒的功效，外敷则能敛疮止痛，促进细胞再生。治疗口腔溃疡，可按水与蜂蜜 10∶1 比例的蜂蜜汁含漱，或者将口腔漱净后用消毒棉签蘸蜂蜜涂于溃疡面，涂擦后暂不要进食。15 分钟左右，可将蜂蜜连口水一起咽下，再继续涂擦，一天可重复数次。

2. 云南白药外敷。云南白药是著名的化瘀止血、活血止痛、解毒消肿的成药，据现代研究证实，可以抗炎、愈创，有利于伤口的消炎和愈合。用云南白药外敷于口腔溃疡创面，每天 2 次，2～3 天即可痊愈。

3. 淡盐水或 0.02% 氯己定溶液含漱剂漱口。

4. 维生素 C 片或维生素 B_2 片研为细粉末状，敷于溃疡面。

5. 中成药。冰硼散、西瓜霜、口腔溃疡散、青黛散等。

6. 含片。复方华素片、溶菌酶含片、杜米芬含片等。

良性溃疡一般两周内就能愈合，若口腔溃疡疼痛、加重或变红，则有可能是细菌感染，也可能是口腔鳞癌、盘状红斑狼疮等病发，或是糖尿病、胃病、血液病、结核病等全身疾病所致。

如果口腔溃疡发作时间较长，位置固定或多处溃疡且溃疡边缘不清、溃疡底部呈颗粒状，摸起来质地稍硬且疼痛不明显，同时伴有明显的全身症状，请立即到正规医院进行系统检查与治疗！

"大姨妈"月月来，
肚子痛须谨慎

女生们经常听到"宫寒"这个词，到底什么是"宫寒"呢？

从严格意义上来说，"宫寒"并不是正规的中医病症词汇，中医古籍和妇科教材中都没有记载。人们口中的"宫寒"，在中医上被称为"寒凝胞宫"，指女性肾阳不足、胞宫（子宫）失于温煦而表现出的一系列症状，常表现为小腹冷痛、喜揉喜按，同时伴有各脏腑功能的陆续衰退，容易腹泻、手脚冰凉、腰酸冷痛，常常无缘故出现神疲乏力、食欲不佳。

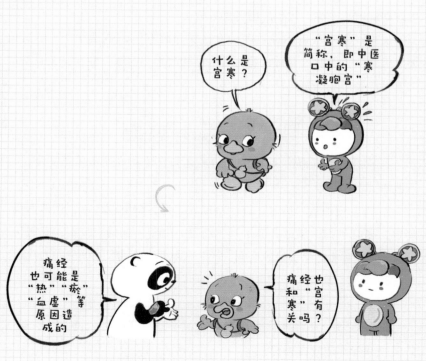

什么是宫寒？

"宫寒"是简称，即中医口中的"寒凝胞宫"

痛经也可能是"热""瘀""血虚"等原因造成的

痛经和宫寒有关吗？

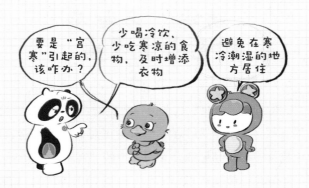

　　中医所说的"胞宫"与西医所指的子宫不同，"胞宫"的范围更大，包括子宫、卵巢等多个器官。造成"寒凝胞宫"的原因有很多，有些是由于体内阳气不足，天生体质较寒，有些则由于贪食寒凉食品或者生理期、产后受凉、过于思虑劳累导致……

　　长期"宫寒"可能导致多种女性疾病的发生，更是女性不孕的重要原因之一。因此，有效预防"宫寒"和改善"宫寒"症状，关系到广大女性能否顺利当妈妈！

预防"宫寒"小贴士

　　1. 多用热水泡脚，刺激足底的经络和穴位，或使用传统艾灸，均可改善"宫寒"状态。

　　2. 不食用凉食、冻食，过于寒凉的水果、海鲜应少吃，例如西瓜、螃蟹。多吃当归、黑米、黑木耳、红枣、生姜、红糖、芡实、龙眼肉、荔枝等祛寒温补之物。月经期间、产后恢复期间、哺乳期间应尤为注意。

　　3. 不要长期居住于潮湿寒冷的居所。

　　4. 保持心情愉快，切忌过度操劳。

　　5. 不冒雨，不涉水。季节变化时，不宜在空调房久待，以防室内外温度骤变不适应而感冒。

6.适当运动，增强体质，促进血液循环；在运动结束后注意保暖，特别是在出汗后，由于毛孔张开，寒邪容易乘虚而入。

另外，自己烹制中医暖宫药膳也是不错的选择哦。

当归生姜羊肉汤

当归 10 克，生姜 30 克，羊肉 250 克。适用于虚寒型痛经，临床可以表现为月经延后、行经期或者月经结束后下腹部冷痛，平素怕冷，按摩或者热敷后疼痛缓解。可以在月经来潮前一周每天服用 1 次，孕妇禁用。

当归生姜桂皮羊肉汤

当归 15 克，生姜 15 克，羊肉 250 克，桂皮调料适量。适用于实寒型痛经，表现为月经延后、痛经、行经期下腹冷痛，触按后疼痛加剧，经过热敷后痛经缓解。可以在月经来潮前一周，每天服用 1 次，孕妇禁用。

二花粥

生姜 10 克，花椒 5 克，红花 5 克，粳米 100 克，红糖适量，将前三者煎汤代水煮粥。适用于虚寒型痛经伴血块较多型。可以在月经来潮前一周开始每天服用 1 次，孕妇禁用。

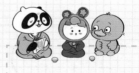

女生们平常一定要注意保暖、预防"宫寒"，这不光是为了眼下自己的身体，也有利于给予未来的宝宝多一份健康。

"湿气"是一种什么气

湿气是一种中医理论概念，《素问·天元纪大论》中曾提到"太阴之上，湿气主之"，根据致病特点，湿气有"内湿""外湿"之分。外湿多数因气候潮湿、涉水淋雨、久居湿处所致；内湿多由饮食不当引起，酗酒和喜吃煎炸、生冷食物等行为会导致水湿凝聚而成内湿。

那么，如何判断自己得的是哪种湿气呢？事实上，外湿和内湿表现出来的症状相似，多为头重身困、四肢发酸、精神疲惫、大便黏滞。

> 湿气不是病，得上真要命……

> 别急，我来帮你祛湿！

> 内湿？外湿？傻傻分不清！

> 该怎么判断呢？

无论是哪种湿邪入体，都会根据不同体质转化为不同湿气，严重程度也会因人、因地、因时而异。寒性体质往往转化为寒湿，热性体质往往变为湿热。一般情况下，形体肥胖的人湿气可能比消瘦的人重，南方人的湿气可能比北方人重，夏天的湿气可能比冬天重。

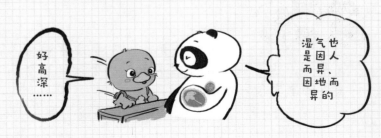

> 好高深……

> 湿气也是因人而异、因地而异的

注意了！这些行为可能导致体内湿气加重！

口味过重

肠胃功能的好坏关系到营养及水分代谢，油腻、过咸、太甜等肥甘厚味的食物不易消化，容易造成肠胃闷胀。

睡眠不足

从中医角度来说，睡不够有可能是脾胃不和所致，睡好觉也能让我们的身体更轻盈。建议每天晚上11点前睡觉，增加一些运动会让我们的睡眠质量更高。

常吃生冷

中医认为，生冷食物、冰激凌或凉性蔬果，会阻碍肠胃消化吸收功能，给外邪创造入侵机会，因此不宜过量食用。烹调时，最好加入葱、姜来减弱蔬菜的寒凉性质。

饮酒过量

这是加重"湿毒"的关键因素，从中医角度来讲，酒助湿邪，因此酒精尽量要少碰，更不能借酒浇愁。

久坐不动

久坐会使人的脑供血不足，导致脑供氧和营养物质减少，加重乏力、失眠、记忆力下降等，还会引发全身肌肉酸痛、脖子僵硬和头疼、头晕。

运动不足

运动少的人常会出现身体沉重、四肢无力等湿气大的表现。越是不爱运动，体内淤积的湿气就越多，久而久之，身体可能出现疾病。适当运动，如跑步、健步走、游泳等，可促进身体器官协调运作，加速"排湿"。

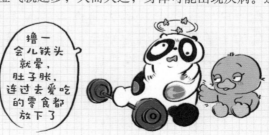

撸一会儿铁头就晕，肚子胀，连过去爱吃的零食都放下了

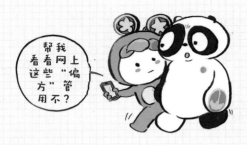

帮我看看网上这些"偏方"管用不?

　　网络上有很多祛湿茶、药物敷贴、泡脚方等祛湿偏方，小伙伴们一定要有所辨别，根据自己的症状、体质、状态来选择合适的方法。寒湿可以用芳香化湿法，湿热则用清热祛湿和利水渗湿法。

芳香化湿法

　　常用药物有苍术、藿香、佩兰、砂仁、砂仁壳、豆蔻、石菖蒲等，可将药物研磨制作成香囊佩戴（孕妇慎用，皮肤过敏者禁用）。

清热祛湿和利水渗湿法

　　常用药物有薏苡仁、赤小豆、绿豆等，可做汤、煮粥、做药茶。

　　　　　　　　春季气温转暖、湿度增大，中医认为"风为阳邪，其性开泄"，春风容易导致风寒入侵，在"风"和"湿"的共同作用下容易引发感冒、风湿、肩周炎等病痛。温馨提示，享受无限春光的同时，一定要注意防止寒湿入侵哦。

春暖花开，花粉过敏，鼻炎怎么破

春回大地，万物复苏，很多人心里痒痒，想外出踏青，在春风里婉约一回。但在十里春风的作用下，有的人真的闹了"痒痒"，出门没多久，就不停地"阿嚏、阿嚏"，一个个的喷嚏打得让人肝儿颤。这并不是有人在想你哦，而是因为你出现了"过敏"反应！

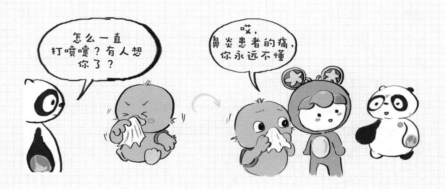

过敏是指人体免疫系统对各种各样的外来物质过度敏感，将进入体内的过敏原排出的过激反应。很多人容易在春天出现过敏，很大程度是因为接触到花粉等过敏原，导致过敏性鼻炎的发生。

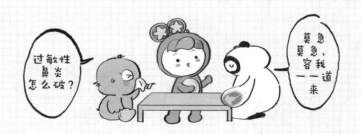

中医认为，过敏是正气与邪气对抗的结果，本质是正气不足，《黄帝内经》认为"肺开窍于鼻"，故鼻炎主要与肺有关。正气虚无力祛邪，风、痰、伏热邪气触发鼻过敏，过敏性鼻炎不能掉以轻心，应尽早治疗。

除了打喷嚏、鼻塞、鼻子痒等鼻部症状外，过敏性鼻炎还可能出现头痛、嗅觉降低或丧失，以及睡眠不好、鼻出血等症状，甚至导致中耳炎、睡眠呼吸暂停等并发症，严重影响到日常生活。

如何有效治疗过敏性鼻炎

1. **按摩**。首先，可以用食指和拇指的指腹对鼻梁两侧进行摩擦式按摩，二十次为一组，每次五组，使得鼻梁部有微微发热的效果为佳。其次，根据针灸理论的"近端选穴"原则，按摩鼻翼两旁的迎香穴，揉动二十次为一组，每次五组。另外加上远端穴位足三里穴，通过按压足三里穴来达到预防保健的目的。

2. **针灸**。针灸能通过调整人体脏腑、阴阳、气血等的失衡状态，达到通利鼻窍的作用。不过，一定要到正规的中医门诊就诊，先确定所患鼻炎的类型，再对证治疗。

3. **艾灸**。艾灸是一种温热疗法，主要目的在于散寒，所以特别适合虚寒类型的过敏性鼻炎。一般来说，艾灸可以自己在家里进行，用艾灸疗法灸肺俞、风门、足三里等穴位，能有效缓解症状。需要注意的是，做艾灸时一定要注意保持通风，避免艾烟过浓，伤害人体。夏天的三伏灸也是很好的办法，根据虚寒状态，冬病夏治。

4. **中药**。如果过敏性鼻炎属表虚状态的，可以家中常备玉屏风散，常常服之，能够有效减少发作次数。

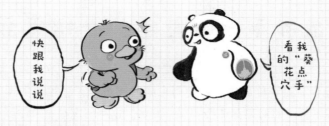

快跟我说说

我的"葵花点穴手"

如何预防春季过敏

1. **户外锻炼选对时间**。过敏体质的人要远离柳絮和花粉，最好减少外出，尤其是哮喘病人。要做户外活动及各种运动项目时，尽可能选在柳絮指数最低的时候，如清晨、深夜，或是一场阵雨之后。

2. **"武装"好再出门**。过敏体质的人群出门要尽量减少与花粉、粉尘的接触，最简单的方法就是外出时戴上密封性好、能阻挡细微颗粒的口罩。过敏较严重者，外出尽可能穿着长衣长裤。

3. **戴眼镜**。戴眼镜可以减少眼睛受到影响的机会，所以不妨用有镜片的眼镜代替隐形眼镜，或是外出时戴上太阳镜。当有粉尘飘入时，千万不要用手去揉，这样会擦伤眼结膜；若粉尘进入眼睛深层，建议及时就诊，将异物取出，以免对眼睛造成伤害。

4. **适当食用水果、蔬菜**。平时吃水果，三餐适当补充维生素 C 和维生素 E，如小白菜、西红柿、胡萝卜、柑橘等，避免吃鱼、虾、蟹及含有维生素 B_2 的食物，如大豆、蛋、乳制品等。小孩和老人可以服用抗过敏药物来进行预防。在烹饪时，可以多放点生姜，帮助减轻因过敏导致的身体炎症。

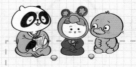

草长莺飞的季节里，希望所有小伙伴都能保持美丽面容，预防过敏，轻松拥抱大自然！

鼠标手、键盘手，一招克敌

你是否有过这样的体验：使用电脑时间过久，会觉得手指或手腕变得不灵活，严重时局部还会肿胀、发热。这种情况很有可能就是传说中的"键盘手"。

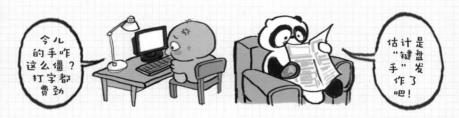

"键盘手"属于腱鞘炎中的一种，由于长期重复或保持同一个动作，导致手部肌腱滑膜产生炎症，出现皮下硬结节，主要表现为拇指或其他手指活动受限和疼痛。因为手指伸屈活动时会有弹响，所以又叫"扳机指"。

"鼠标手"也叫腕管综合征，除了长期点击鼠标这些反复而机械的动作所造成的慢性损伤，还可受外伤、内分泌障碍影响。

腱鞘炎和腕管综合征属于中医"筋伤"范畴，特点是筋急强硬、牵引不利、活动受限；当手部相继出现手指麻木、握拳无力、大鱼际肌肉萎缩时，可能就发展成了中医所说的"痹证"。

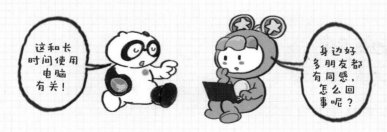

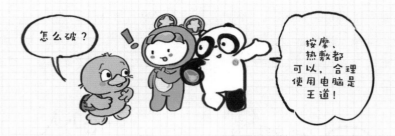

那么，如何防治"键盘手""鼠标手"呢?

合理使用电脑和手机

不宜长时间保持同一姿势。用电脑时要保持正确的坐姿，使用鼠标时手臂不要悬空，尽可能平放姿势操作键盘，不弯曲又不下垂。要控制使用时间。连续使用手机、电脑尽量不要超过 2 小时，并且每隔 1 小时轻柔、缓慢旋转手腕、手臂。休息时以桌面支撑手肘，或将手肘靠在椅把上，保持手掌竖直朝上。

运动和握拳练习

日常生活中，可以多进行乒乓球等运动以锻炼手部，平时还可做一些握拳练习。例如：反复揉捏纸团；或手套橡皮筋，用手指将其撑开，做 15 下，重复 2 个循环。

穴位按摩

自我按摩可按揉内关穴、鱼际穴、阳溪穴、合谷穴等，用健侧食指和中指分别按顺时针、逆时针方向按揉穴位 1 ~ 2 分钟。

外用疗法

中药可外用万应膏、双柏散、八仙逍遥汤、海桐皮汤等熏洗热敷手部，起到祛风除湿、舒筋通络、消肿止痛的作用。急性期有炎症症状出现时可外用扶他林消炎止痛。

医学干预

使用中医中药、针灸、推拿、敷贴等手段都可治疗本病，平时的功能康复训练也十分关键，但病情严重者必要时须进行手术干预。

　　需要注意的是，手指麻木疼痛、手腕痛的症状也可能是由关节炎、颈椎病等其他疾病引起的。保险起见，建议大家咨询专业医生，综合诊治。

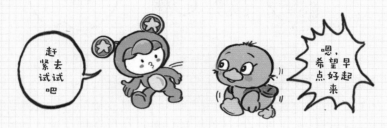

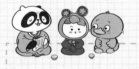

　　　　　　　　"痛则不通，通则不痛"，紧张的工作之余，请大家一定注意劳逸结合，保证气血畅通哦！

手脚冰凉到底因为啥

有些女生和老年人经常感觉手脚冰凉，哪怕是在炎热的夏天也是如此。即使盖了厚被子、戴了厚手套，寒气仿佛还是从体内源源不断地产生，手脚始终暖和不起来，这到底是怎么回事呢？

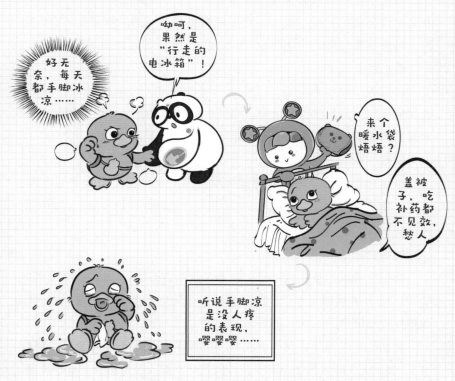

其实，从中医角度来说，长期手脚冰凉既有可能是阳虚、气虚等虚证，也可能是血瘀、阳郁等实证，导致四肢末端的毛细血管血液循环不良，从而造成手脚冰凉的感觉。人体阳气具有温煦的作用，阳气不足或者阳气被困，都将使阳气不能温暖四肢。

阳虚则寒气内生，常表现出异常怕冷、四肢冰凉、乏力，以及上腹部、背部、腰膝怕冷等症状。而气虚、血虚之人，气血往往无法顺畅流通，常易感到手脚冰凉。

如何才能让手脚暖和起来呢？可以试试以下方法。

穴位按摩

阳气不足者可每天坚持按摩阳池穴。阳池穴是支配全身血液循环及荷尔蒙分泌的穴位，位于手背手腕褶皱处中间的凹陷部位，有压痛感。每天早晚用拇指逆时针缓慢按摩此穴，可以加速血液循环。

热水泡脚

每日睡前热水泡脚约 20 分钟，可刺激毛细血管，加速血液循环，进而使手脚冰凉症状得到缓解。泡脚水中加入生姜、艾叶等温热之品，同时按摩小腿足三里穴，效果更佳。

少食生冷

少食冰镇西瓜、雪糕、啤酒等生冷品，水果宜常温食用。牛肉、羊肉、韭菜、生姜、龙眼肉、红枣、红豆、红糖等，均有温阳或补气血的功效。

药膳滋补

枸杞生姜红糖饮：枸杞子、生姜、红糖各 30 克，放入 500 克水中烧开，15 分钟后即可饮用。此药膳适用于阳虚、气血不足者，虚火旺和热性状态慎用。

当归红枣补血汤：猪骨 500 克，当归 5 克、枸杞子 10 克、去核红枣 12 颗，大火熬煮约 2 小时至猪骨肉软烂，加入葱姜适量、食盐少许，即可食用。此药膳适用于气血不足者。

小米龙眼红枣粥：小米 200 克，龙眼肉 30 克，红枣 10 个，红糖适量，小火熬煮 1 小时即可。此药膳适用于气血不足者。

经常运动

运动可以加速肢体血液循环，促进人体热量产生与代谢，增加机体御寒能力和保温能力。

注意保暖

天气变化时注意保暖，适时增添衣物；同时不宜穿过于紧身的衣物，否则会阻碍四肢末梢血液循环。

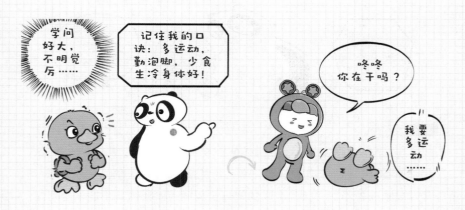

中医有"冬病夏治"之说，在夏天治疗"冬天症状加重"的疾病，是因为夏天人体的阳气较旺，此时调理更有助于改善阳虚状态。所以，长期手脚冰凉的人，在夏天也不能掉以轻心哦，试试用以上方法调理好身体吧！

一定“腰”幸福

腰痛，可能是日常生活中最常见的疼痛了。妈妈们拖地的时候会突然皱起眉、扶着腰、汗如雨下，多半是因为腰痛又犯了。不光中老年人，很多年轻人也常常喊腰痛，那么问题来了：腰痛的原因到底是什么呢？

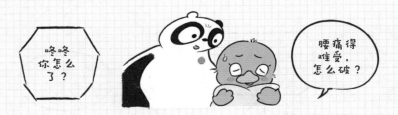

腰痛是腰椎疾病的重要临床表现之一，以我们平时最常见的腰椎间盘突出为例，中医认为，引起疼痛的原因既有“虚”的一面，也有“实”的一面。虚，是由于长期劳累、体质虚弱，中医称“肝肾亏虚”，肝肾亏虚则筋骨不健，腰椎之间的软骨盘因疲劳而松弛，不能承受躯体重量的压力，从而被挤压出于椎体范围之外，造成腰椎间盘突出。实，则是由于湿热、血瘀、寒湿等造成的脉络不通，所谓不通则痛。

年轻人腰部疼痛多见于受凉或外伤，很多年轻人不注意腰部保暖，导致受凉引起肌肉筋膜和软组织痉挛收缩，外伤则会造成腰部肌肉筋膜甚至是骨质损伤。

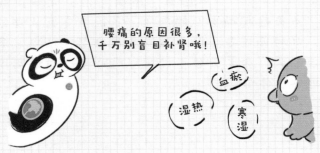

作为儿女，看到妈妈腰痛时会觉得特别心疼，那么妈妈们的腰椎为什么会痛呢？

生育

怀孕期间，激素水平改变、胎儿增大，都对妈妈的腰椎有影响；生产后，母亲们要抱孩子、喂奶，睡姿、坐姿不注意就很容易患上颈椎或腰椎相关疾病。所以，妈妈的腰椎从怀上我们的时候就埋下了隐患。

更年期

女性在 50 岁左右进入更年期，雌激素水平下降，身体全面退化，椎间盘水分减少，变扁，但韧带不会变短，而是由原来的绷紧变得松弛。生活中如果对脊椎保护不当，就容易发生关节错位。岁月，压弯了妈妈的腰椎。

家务劳动多

很多妈妈担负着操持家务的重任，拖地、洗碗、搬东西时姿势不当极易诱发脊椎疾病。生活的重担，压垮了妈妈的腰椎。

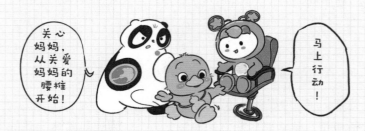

接下来给大家支几招，自己上手如果觉得有效，不妨推荐给亲爱的妈妈哦。

症状：弯腰痛伸展不痛。

适应证：弯腰痛、久坐痛、轻微腰椎间盘突出等力学原因的腰痛。

禁忌证：椎间盘突出压迫脊髓、骨折、肿瘤、严重的心血管疾病等。

麦肯基伸展模式（俯卧位）：趴在床上，目视前方，双肘支撑，腰部顺重力自然放松（腰部不要发力），做 10 次深呼吸，一定要深，每次呼气的时候想象自己腰部又放松了一次。配合深呼吸做完 10 次之后，趴在床上完全放松休息 1 分钟为 1 组。每天共 3 组，分别在上午、中午和晚上进行，共 90 次。

症状：弯腰不痛伸展痛。

适应证：伸展痛，站立痛，趴着痛，但是坐下来或者弯腰不痛。

禁忌证：椎间盘突出压迫脊髓，骨折，肿瘤，严重的心血管疾病等。

麦肯基屈曲模式（仰卧位）：这个动作适用于居家，长时间劳累后躺在床上，双手抱住膝盖向胸部，深呼吸使腰椎充分伸展，在呼气时进一步放松腰部。进行 3 个深呼吸的配合练习之后平躺休息 1 分钟。再做 5 次。

症状：屈曲伸展腰都痛。

适应证：梨状肌压痛点，神经张力高，腘绳肌紧张导致的臀部、下肢串麻或者放射痛。

禁忌证：椎间盘突出压迫脊髓，骨折，肿瘤，严重的心血管疾病等。

梨状肌周围痛点松解：找到最痛的几点，用网球或者高尔夫球压住痛点，来回滚动 1 ~ 2 分钟。

如果腰痛久而不治，出现以下情况，请立即就医：

1. 疼痛放射至腿部，影响到膝盖以下。

2. 腿、脚、腹股沟或直肠区域感觉麻木。

3. 伴随发热、恶心、呕吐、腹部疼痛、无力或出汗。

4. 出现失禁。

5. 因为外伤引发的疼痛。

6. 疼痛强烈导致无法移动。

7. 疼痛在 2 ～ 3 周后无明显缓解。

8. 无其他诱因的体重减轻。

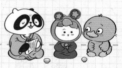

一般来说，只要加强功能锻炼，配合中医针灸、推拿等个性化状态干预方案，腰痛都能得到很好的缓解。团宝祝福大家，一定"腰"幸福哦！

年轻人，你"抗"得动吗

肩周炎曾是中老年人的"专利"，但近年来却呈年轻化趋势，越来越多的年轻人患上这个"老年病"。甚至有人笑称，90后的肩膀"已死"。很多看起来身强力壮的90后小伙伴，可能连一袋大米都扛不动。

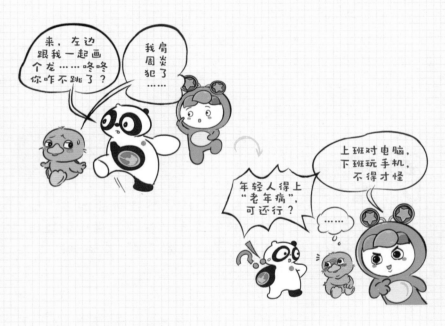

肩膀酸痛、僵硬的原因很多，如意外受伤、长期缺乏锻炼、环境潮湿、受凉等，但从中医角度来讲，肩膀疼痛、不适一般以"不通则痛、不荣则痛"来解释。所谓不荣则痛，指因阴阳、营卫、气血、津液亏损、脏腑、经脉失养而发生的疼痛。风、寒、湿邪侵袭肩部，肩部经脉闭阻、气滞血瘀导致肩膀痛；上班族长期久坐、缺乏运动，导致气血渐衰、脏腑渐虚，更容易发生此类问题，这也就是"不通则痛"的表现。

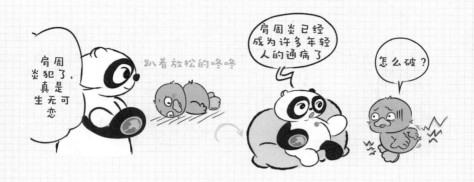

肩周炎犯了，真是生无恋

趴着放松的咚咚

肩周炎已经成为许多年轻人的通病了

怎么破？

缓解肩膀疼痛小贴士

1. **摆正姿势**。抬头目视前方，背部挺直，肩部自然下垂，下巴尽量贴近脖子。这样的姿势可以更好地保护肌肉不受累，从而预防肩膀酸痛。行得正、坐得正、走得正，自然就健康了。

2. **动起来**。中医养生讲究动静结合。久坐属静，活动属动。强烈建议大家每坐下工作1个小时，起身活动，拉伸身体。

3. **穴位刺激按摩**。按摩可起到调节机体神经兴奋性、活血散瘀、消肿止痛、松解粘连、滑利关节的作用。例如以肩关节深部松解手法为主，配合牵拉悬吊练功治疗、点按牵拉手法等，还可刺激肩井、天宗、风池、天柱、中府等穴位。

4. **针灸治疗**。辨证针刺相应穴位、痛点处，疏通经气，起到活血化瘀、祛风止痛的作用；可配合电针的治疗，二法合用，达到"通则不痛"的目的。

5. **中药治疗**。辨证论治是中医治疗学的精华所在。专业中医师根据患者的健康状态，辨证开出内服煎煮中药，必要时给予中药外敷，配合运用。

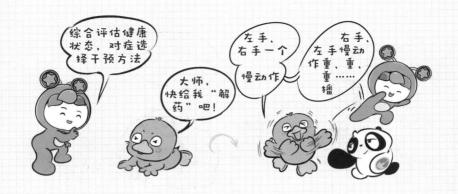

6. **中药蒸浴疗法。**利用具有祛风散寒除湿、舒筋通络止痛作用的中药（防风、羌活、桂枝、鸡血藤、川木瓜、制川乌、伸筋草、路路通、桃仁、红花、地龙等），通过蒸气洗浴的方式进行治疗。

其实，肩周炎、颈椎病这些颈肩疾病都是可以预防的，前提是保持正确的生活方式，不要让自己的肩膀时刻处于紧张状态。

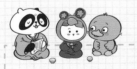

很多人嘴里喊着养生，身体却在"轻生"。大家绝不能让错误的生活方式伤害自己的身体。只有厚实健康的肩膀，才能扛起祖国的未来。

"排毒"，到底排的是什么

不少养生美容馆打着"排毒养生""排毒祛痘"的旗号，宣称通过"排毒"，可以达到美容、养颜、减肥的功效。"排毒"的方式也多种多样：喝茶、拔罐、刮痧、按摩、运动……不一而足。那么问题来了，所谓"排毒"，排的究竟是什么呢？

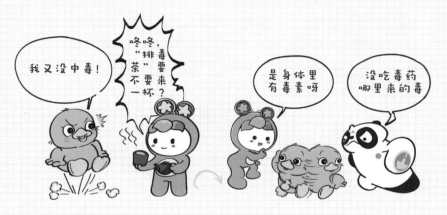

只要是身体产生的"垃圾"，都可以看作"毒"，比如痰饮、水湿、积食等。这里的"毒"与毒物、毒性的"毒"不一样，更多表现为人体内的糟粕，在身体上表现为全身乏力、口臭、腹胀、身体困重、舌苔厚浊等。

严格来说，"排毒"并不是严谨的医学词汇，而更多是社会上一些"养生"机构广告用语。但是人体内确实有许多所谓的"毒"，需要通过一些正常的途径排出，以保证人体处于一个比较好的健康状态。人体像一台精密的机器，有很强的自我调节能力，并不是所有人都需要排毒，同时也要正确看待"排毒"，依靠人体自身功能状态进行调节。

比如，正常情况下，大肠是不需要清洗的，因为肠道本身就有排泄功能，不需要借助外力。通过所谓"肠疗"来达到美容养颜和延年益寿的功效，是缺乏证据的。到非医疗机构做"肠疗"，有可能出现肠道菌群失调、水电解质紊乱等问题。如果消毒不规范，还会造成更严重的后果，比如感染肝炎、艾滋病等传染性疾病；如果操作失当，甚至会出现肠道出血、穿孔甚至破裂，危及生命。

最好的排毒方式，其实就是养成健康的生活习惯。别急别急，以下几招助你轻松"排毒"，畅快生活！

1. **养成运动的习惯。** 运动可以促进新陈代谢，改善机体状态。

2. **适量食用蔬菜水果。** 高热量、高油脂食物容易引起肥胖，合理搭配膳食，适当吃些粗杂粮。

3. **做好皮肤清洁。** 有的人皮脂腺分泌旺盛，容易出现毛囊角化，如果清洁不当，皮肤管道不通，痘痘等各种问题就会出现。做好皮肤清洁工作，如每天用温水洗脸等，有助改善痘痘。

4. **保持心情愉悦。** 良好的心情可帮助平衡内分泌，调整机体代谢，改善皮肤状况。

5. **保证良好睡眠。** 长期熬夜会导致激素紊乱，让皮肤变差。人在睡眠过程中会分泌"瘦体素"，促进新陈代谢。因此，保证良好的睡眠有助保护皮肤、控制体重。

6. **中医干预。** 痰湿状态的人可以服用一些具有健脾、理气、化痰作用的食物，如扁豆、陈皮、白萝卜、冬瓜子等。食积状态的人可以服用一些消食和胃的食物，如山楂、麦芽、薄荷叶、神曲等。

不是每个人都需要"排毒"，要根据自己的身体状态，合理判断并选择合适的方法。愿大家都能排除毒素，一身轻松！

牙痛是会呼吸的痛

都说儿童节不再是小朋友的专利了，不少成年人也会在这一天买点零食犒劳自己，"告慰"童年。现如今，零食做得也是五花八门，不光让孩子流口水，大人看了都眼馋。但是问题来了，零食吃多可容易伤牙哦！

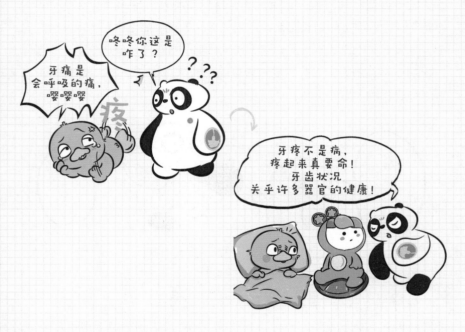

《本草纲目》曾指出："久食（甜食）最损脾，助湿热……令人齿黄生虫。"中医也认为，牙口好，不仅是肾气充足的表现，也是脾、胃、大肠功能良好的反映。胃经、大肠经的经络循行经口齿，脾主运化、胃主受纳、大肠主传导，对经口齿纳入的食物进行消化吸收。因此，饮食不当导致的牙齿疼痛多与脾胃、大肠功能失常有关。

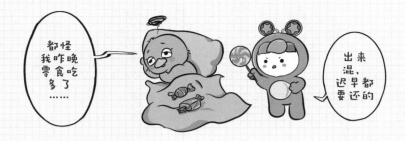

零食多甜、油、腻，食入过多容易积滞脾胃，导致脾胃运化失调影响于口齿，有可能助长湿热而产生蛀牙，也有可能滋生阴火而窜扰牙龈，导致牙龈疼痛甚至出血，还常兼见口渴、口臭等。脾胃虚弱，胃肠消化功能不佳的人，更容易受饮食影响导致牙齿疼痛，要么剧烈疼痛，要么隐隐作痛，虚实夹杂，迁延反复。

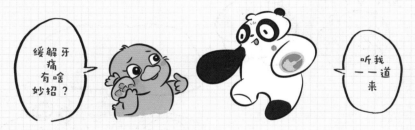

牙痛时，不妨试试以下小妙招。

穴位疗法

1. 在偏历穴处若触摸有条索状物，压痛明显，可每日勤按揉，将条索揉散，以减轻牙痛。两手虎口垂直交叉，当中指端落于前臂背面，所指处有一凹陷，即为偏历穴。

2. 上牙痛可按揉内庭穴，下牙痛可按揉合谷穴。

3. 智齿或龋齿疼痛可按揉大杼穴。大杼穴在第一胸椎棘突下（活动颈部，较突起但不动的骨节为第一胸椎，约与肩平齐），后正中线旁开 1.5 寸处取穴。

4. 虚火牙痛，尤其是下午 5 ～ 7 点发作或加重的牙痛可按揉太溪穴。

5. 反复牙痛时，可寻求中医在专业辨证下施以穴位针灸，止痛效果佳。

外治疗法

1. 将花椒或胡椒粉研为细末，用陈醋调成糊状塞入龋齿洞内或直接用蒜泥填入龋洞中止痛。

2. 鲜毛茛叶 2 ～ 4 克，洗净，捣成泥状，充填龋齿中止痛。

3. 用食盐水含漱后，取冰硼散外搽疼痛处，每日 2 ～ 3 次，用治因火热引起的牙痛。

4. 鲜马齿苋捣烂取汁含漱，并以其汁渍润局部，每日数次即可减轻火热引起的牙痛。

药膳疗法

1. **蒲公英粥**。蒲公英 30 克，粳米 100 克，蒲公英水煎留汁后加米熬成粥空腹服用，用治火热牙痛。

2. **两花茶**。金银花 30 克，野菊花 30 克，加水煮沸 5 分钟或开水冲泡，代茶饮，用治虚火牙痛。

如果牙痛症状不见好转，就需要找专业牙科医生检查治疗，"对症下药"了。

其实，日常生活中，合理的饮食与健康的口腔环境才是预防牙齿疾病的关键。

合理规划膳食

不贪零食，少吃黏性大的甜食及油炸食品，避免湿热内生。素体脾胃虚弱者饮食宜清淡，少喝碳酸饮料，若饮用则使用吸管。

饮食冷热有度

热食不灼唇，冷食不凉齿。夏季天气炎热，进餐时应不饮冷，以免冷热交杂，刺激肠胃；同时牙釉质遇热膨胀后突然遇冷收缩，可产生裂纹，易患龋齿。

保持良好口腔卫生

早晚刷牙每次不少于 2 分钟，刷牙以 35 ～ 37℃温水为宜。合理使用牙线清洁牙缝，同一牙刷使用不超过三个月。

每年口腔检查

成人至少每年进行一次口腔检查。

儿童窝沟封闭

儿童可实行窝沟封闭，有效预防窝沟龋。窝沟封闭最佳时机是儿童牙冠萌出而龋齿尚未发生时，一般在 6 ～ 13 岁。

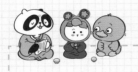

牙齿是我们最坚实的伙伴。善待它，它能服务于人，若是不注意保护它，它也能让我们"尝"到苦头。

脸上斑点预警脏器问题

有没有小伙伴在照镜子时突然发现脸上长了斑点？用遍淡斑产品也无济于事，简直欲哭无泪。其实，脸上长斑不一定是皮肤原因，也可能是脏器出现了问题，正在通过面部向你表达抗议哦。

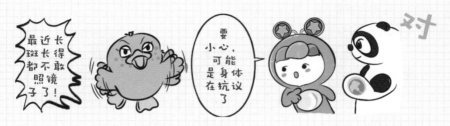

除了日晒氧化导致的色斑以外，中医认为，五脏调和者其颜如玉也，脸上长斑则是五脏不和的表现。中医通过长期实践观察，将人体面部各个区域进行划分，并与各脏腑功能联系在一起，形成一本"脸书"。通过整体观念、四诊合参，以斑点位置、颜色结合全身表现综合辨别状态特征。

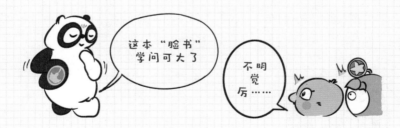

脸上长斑，兼有急躁易怒，胸胁胀痛，预示肝气郁结。斑点呈淡褐色，面色黄，疲乏倦怠，腹胀，常由脾胃气虚无力引起。斑色灰黑，伴腰膝酸软，易生虚火，多见于肝肾阴虚。斑点颜色较深，伴面色晦暗，手脚冰凉，可能与阳郁血瘀有关。

日常生活中，除了使用护肤品、防晒甚至激光治疗，还有什么办法可以有效祛斑和预防长斑呢？

外敷

常用方如珍珠茯苓粉：珍珠细粉 15 克，白茯苓粉 30 克，去皮杏仁 15 克，白蜜适量，混合均匀后敷脸。若要针对性祛斑，建议寻求专业中医师在整体辨证下开具外用方。

食疗

肝郁状态可选用丝瓜络、白菊花、玫瑰花、红枣等；阴虚状态可选用女贞子、枸杞子、龙眼肉、绿茶等；气虚状态可选用大枣、薏苡仁、茯苓、白术、黄芪等；血瘀状态选用益母草、玫瑰花、酒黄精、桑椹等，用量每种大约 10 克，沸水冲泡，代茶饮。

洗面

利用热水发挥药物活血化瘀的作用，也有助于祛斑，如鸡血藤、红花等。另外，柿子上的柿蒂也有一定的祛斑效果哦。

针灸刮痧按摩

在专业中医师指导下，根据不同状态选择不同经络走向以及长斑、色暗的部位进行短时间刮痧或针灸。平时，自己可用手指顺时针按揉太阳、颧髎、颊车、大迎等穴及斑点所在区域，注意手法应轻柔。

罗马不是一日建成的，斑点也不是由于单一因素、一朝一夕所致。保持良好的生活习惯，保证脏腑功能的正常运行，五脏安和、气血通畅，同时做好防晒，才能减少源源不断的斑点生成哦！

渐行渐远的背影，
父亲的老寒腿怎么治

"我看见他戴着黑布小帽，穿着黑布大马褂，深青布棉袍，蹒跚地走到铁道边……"这是朱自清先生的文章《背影》中对父亲的描述。小时候，父亲的背影如山，高大威猛，可当我们长大了，父亲的背影却越来越佝偻，步履越来越蹒跚……

不知道从什么时候开始，"老寒腿"缠上了父亲。到底什么是"老寒腿"？"老寒腿"能治疗吗？

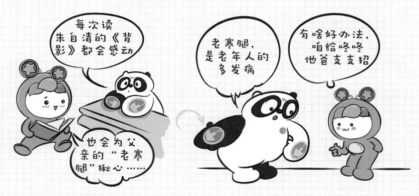

每逢阴雨天或气候转凉，原有的膝关节疼痛便会加重，反复发作、久治不愈，严重影响生活质量，此现象多发于老年人，故称"老寒腿"。医学上所说的膝关节骨性关节炎、下肢动脉硬化闭塞症和风湿性关节炎等，也是"老寒腿"的诱因。

中医认为，"膝者筋之府，屈伸不能，行则偻俯，筋将惫矣"；"伤于湿者，下先受之"。"老寒腿"主要跟受寒、受湿、肝肾不足有关，随着病情发展、病程变长，还可能伴有血瘀、痰浊，因此要根据不同健康状态进行个性化干预。

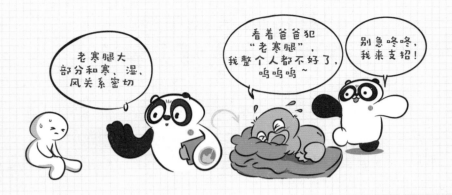

　　"老寒腿"令人苦不堪言，困扰着很多家庭。这里给大家介绍一些居家自用、方便快捷又人性的健康调理自助方案。

养成良好的生活习惯

　　1. 注意腿部及膝关节的保暖。

　　2. 适当运动。合理锻炼，如打太极拳、慢跑、散步等，以全身微汗为宜；"老寒腿"犯病期间，注意休息，避免过劳；缓解期适当加强运动，动静结合。

　　3. 合理饮食。冷饮冷食损伤脾胃，导致体内积寒，久而久之造成身体虚损，会为"老寒腿"埋下祸根。

自我按摩

　　按摩能起到舒筋活络、消肿止痛的作用，常用穴位有血海、伏兔、膝眼、足三里、阴陵泉、三阴交等。

泡脚

　　中药泡脚能起到温经散寒、行气活血止痛等作用，是治疗"老寒腿"的常用方法。

　　泡脚处方 1：威灵仙、伸筋草、桑寄生、当归、丹参、鸡血藤、羌活、独活等。

　　泡脚处方 2：鸡血藤、青风藤、海风藤、络石藤、忍冬藤、乳香、没药等。

　　小提示：泡脚的同时，可以按摩三阴交、阳陵泉、足三里等穴位，效果会更好。温度不宜太烫；时间以 20 ～ 30 分钟为宜，全身微汗为度。

　　热敷疗法

　　选用温经散寒、行气止痛的药物，比如吴茱萸炒热、蚕沙蒸热后装入布袋，热熨患处。

　　上述方法，最好在专业医师指导下使用，药物剂量更要慎重。使用后不见好转，可以进一步评估状态、评估病情，进行更有针对性的治疗。

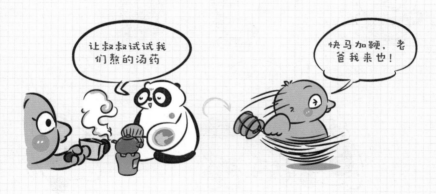

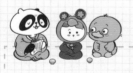

但愿"背影"里不再有病痛，祝福天下的父亲身体健康，开心长寿！

天气越热，心情越烦躁

夏天到，气温越来越高，哪怕穿着清凉也仍旧会满头大汗。不少小伙伴还会突然间莫名其妙地暴躁、心烦，这是为什么呢？

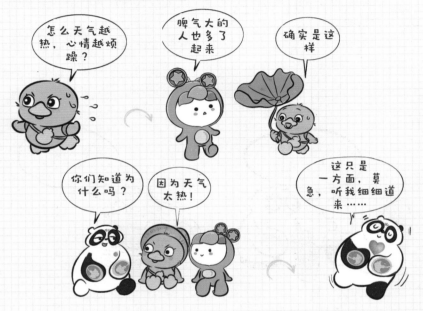

《素问·六节藏象论》中提到，"心者，生之本，神之变也……为阳中之太阳，通于夏气"。意思是说，心是生命的本源，藏神之处。心主火，主宣达阳气，为阳中之太阳，与夏热之气相应，即心与夏相应，夏季心阳最盛。《灵枢·邪客》称这种现象是"此人与天地相应者也"。

中医讲究整体观念，把人放在天地之间，从时间和空间的统一、结构和功能的统一来考虑人体的健康状态，要注意地理环境、气候条件、五运六气等诸多因素对健康与疾病的影响。

人与自然是一个整体。夏天主要的气候特征是火、热、暑，夏天与心相通，心属火脏，两火相燔是为大热，容易热扰心神、影响情绪，还可能出现失眠、胸闷、狂躁不安等。日常生活中，就有企业老板因"情绪中暑"骂走员工的，还有人因情绪异常专门到医院就诊。

天气炎热导致的"情绪中暑"如此可怕，我们该怎么办？

1．**晚睡早起，适当午休。**夏季昼长夜短，人体与自然相应，应该晚睡早起，同时配合适当的午休。好好睡觉是保持好心情的第一招。

2．**适当户外运动。**动静结合，更有利于调整情绪，但一定要注意防暑哦。

3．**保持心情平静。**尽力保持一颗平静的心，"心静自然凉"真的是有道理的。

4．**尽量少吃油腻。**饮食方面慎食油腻，以多进稀食为佳。比如绿豆粥就有很好的消暑止渴、生津利尿的作用。

5．**适量吃些水果和药茶。**西瓜有清热解暑生津的作用，莲子心性味苦寒，泡茶喝能有效清心安神，但这些都不宜多吃，避免苦寒伤胃。另外，还要告诉你一个秘密，西瓜翠衣（西瓜皮）有很好的清热解暑作用哦，瓜瓤吃完可以用皮煮水。

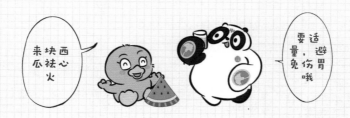

希望这些小妙招能够帮助大家安度炎夏，毕竟，听蝉鸣、摇蒲扇的夏天还是很美好哒。

"秃"然很忧伤

不知从何时起，朋友圈里的"脱发忧虑派"多了起来。中国青年网校园通讯社对 643 所高校的大学生进行问卷调查，结果显示：超 5 成大学生有脱发困扰，即半数学生在大学期间便开始脱发了。

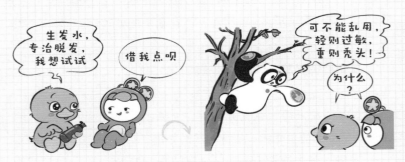

中医认为，肾其华在发，发为血之余，脱发与肾、肝及气血密切相关。中医治疗脱发历史源远流长，《诸病源候论·毛发病诸候》强调，"若血盛则荣于须发，故须发美。若血气衰弱，经脉虚竭，不能荣润，故须发秃落……若血气盛则肾气弱，则骨髓枯竭，故发变白也"，明确指出毛发正常生长需肾气强盛，亦需精血濡养，当肾、肝及气血状态异常，就可能出现脱发等表现。

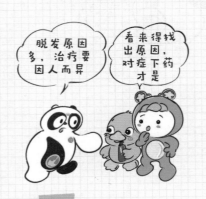

除了熬夜失眠、精神压力大、饮食不规律以外，脱发还可能是由不同的疾病引起：

突然脱发：可能与血热生风有关。

脱发伴有头皮刺痛、舌有紫斑：可能与血瘀有关。

脱发呈渐进式、头发松软，伴有面色无华、腰酸膝软：可能与气血不足、肝肾不足有关。

脱发伴有头皮油溢过多、舌红苔黄腻：可能与湿热有关。

不同原因引起的脱发，需要采取不同的解决办法：

1. **中药外洗**。用苍耳子、桑叶、苦参水煎取汁外洗，每日 1～2 次，7～10 日为一个疗程，适用于湿热状态的脱发。

2. **药涂法**。艾叶、菊花、防风、薄荷、甘松、荆芥、藁本等水煎取汁外涂，适用于血热生风的脱发。

3. **针刺治疗**。百会、四神聪、头维、风池、上星，配合辨证取穴；此外，还可用梅花针刺激头部诸穴。

4. **耳针疗法**。选用神门、交感、内分泌、肺，配合肝、肾等穴，每次用单侧，左右交替，用王不留行子贴压耳穴，3 日 1 次，10 次为 1 个疗程。

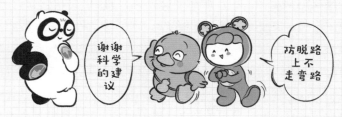

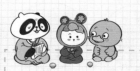

除此之外，配合内服中药效果更佳，但一定要请专业中医师根据个人状况开具药方，切不可乱用药。祝福小伙伴们都能拥有一头浓密黑发，精彩人生从"头"开始！

对"油腻"说"不"

每到夏天，总是感觉身上黏糊糊、油腻腻的，汗水混合着油脂的脸更是惨不忍睹。有着同样烦恼的小伙伴们，是否也曾仰天长叹：不到中年怎么就如此"油腻"了呢？

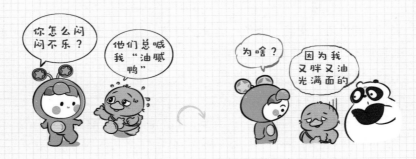

皮肤的油脂主要由皮脂腺分泌，皮脂腺的分泌物分布于皮肤表面形成皮脂膜。皮脂腺分泌受各种激素（雄激素、孕激素、雌激素、糖皮质激素、垂体激素等）的调节，其中雄激素可加快皮脂腺的分泌，雌激素可抑制内源性雄激素产生或直接作用于皮脂腺，减少皮脂分泌。油性皮肤即皮肤外观油腻发亮，毛孔粗大，易黏附灰尘，肤色往往较深，但弹性好，不易起皱，对外界刺激一般不敏感。油性皮肤者易患痤疮、脂溢性皮炎等皮肤病。

其实大部分的皮肤油腻都是有原因的：偏食高脂食物及香浓调味品；生活作息不规律，熬夜成家常便饭；饮酒过量；情志不畅，如压力大、精神紧张等。

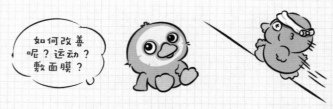

中医认为，皮肤油腻主要与湿邪有关，湿性重浊、黏滞。"浊"即秽浊、垢浊之意，"黏"即黏稠、不清爽之意，痰湿和湿热状态的人表现最明显。

痰湿状态的人，通常体形肥胖、腹部肥满松软，面部皮肤油脂较多，多汗且黏，胸闷、痰多。此类人群可多食用健脾渗湿、化痰类食物。湿热状态的人，通常形体偏胖，平素面垢油光，易生痤疮粉刺，舌质偏红，苔黄腻，容易口苦口干，身重困倦。此类人群可多食用清热利湿类食物。

那么，如何避免成为"油腻"的少男少女呢?

顺应自然的生长规律，多食用当季的蔬菜水果，以下是一些可以祛湿的食物，供大家参考。

祛风胜湿类：樱桃、木瓜。

清热利湿类：冬瓜、黄瓜、荸荠、菱角、芹菜、丝瓜络、绿豆。

健脾渗湿类：茯苓、薏苡仁、扁豆、豌豆。

化痰类：洋葱、杏、芥子、生姜、佛手、香橼、桂花、橘皮、生菜。

此外，还要戒烟、戒酒，保持情绪稳定舒畅，保持充足的睡眠，适度体育锻炼等。

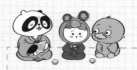

清爽夏日，拒绝油腻，让我们一起做青春向上的好青年!

握在手心的尴尬

小伙伴们是否经历这样的尴尬：手心爱出汗，不好意思与人握手，写字时纸张总是被汗浸湿，连手机屏幕都会触碰失准……

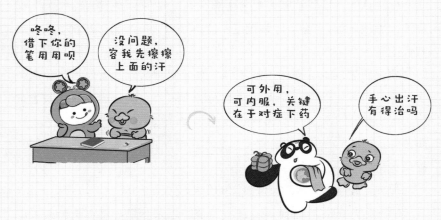

适当出汗是人体新陈代谢调节体温的正常表现，但如果某一局部出汗异常增多，那就属于病理性出汗了。漫画里咚咚的"汗手"就是其中一种，严重影响了日常生活和社交。

手汗症是手掌小汗腺排汗异常增多的表现，因手部交感神经功能过于亢奋引起，也被视为发热性疾病、代谢性疾病及精神因素等全身性疾病在手部的异常表现。手汗症作为常见的功能性局部异常多汗病症，95.6% 的患者首次出现症状的年龄通常小于 16 岁。

中医认为，"汗者心之液也"，"阳加于阴谓之汗"。正常出汗说明体内阴阳平衡，而当心、脾、胃、肾等脏腑功能异常，就容易导致阴阳失衡，出现阴虚、湿热、阳虚等状态。

若手心汗出、汗热黏腻，可使衣服黄染，舌苔黄或黄腻，脉弦滑而数，考虑湿热内蕴引起手汗；若手汗淋淋、汗冷，伴面色㿠白、畏寒，舌淡润、苔白、脉细弱等表现，考虑阳虚引发手汗；若手汗出明显，伴有心悸不寐，神倦懒言，面色无华，舌淡苔薄白，脉细弱等表现，考虑心气血不足引起手部汗腺闭合能力弱；若手汗出，伴有咽干口燥，睡后明显，五心烦热或午后潮热，两颧色红，属于阴虚火旺引起手汗。

汗属于人体的津液，长期排出过多对身体也是一种消耗，正所谓"大汗必伤"，长期手心易出汗需要引起重视。除了必要时手术，中医更提倡保守治疗手汗症，减少对机体功能的损伤。在辨证内服中药的基础上，可选择中医外用涂搽、浸洗的方法（具体剂量须咨询专业医师），如：①黄芪、葛根、荆芥、防风，水煎汤 300～500 毫升，早晚两次热熏加温洗，每天一剂。②白矾、葛根，煎水手洗，每日数次。

手汗症的原因复杂且持续较久，想减少手心出汗，也要注意调整生活细节，饮食上建议以清淡为主：①及时摄入蛋白，如蛋、奶等，少食肥甘厚味、油腻之物。②鱼、虾、鸡肉、羊肉等"发物"尽量不吃。③调料中花椒、大料、辣椒、桂皮、姜等辛温之物多能发汗，也不宜多食。

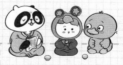

要想拥有一双不再湿哒哒的手，"内外兼修"必不可少。愿小伙伴们早日和握在手心的尴尬说"拜拜"！

三伏天，你灸了吗

三伏天来袭，团宝感觉自己都快被蒸熟了。身边有小伙伴开始拔草"三伏灸"。要了解"三伏灸"，还得从"三伏天"说起。

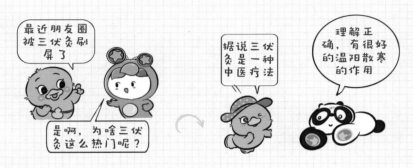

三伏，是初伏、中伏和末伏的统称，也是一年中最热的时节。每年三伏天出现在公历7月中旬到8月中旬，特点是气温高、气压低、湿度大、风速小。三伏天作为全年中阳气最盛的时期，人体阳气也相对旺盛。中医讲究"天人合一""顺应自然"，三伏灸是在三伏天时进行艾灸治病的方法，是中医时间医学、针灸学与中药外治相结合的一种疗法。利用具有温补作用的三伏灸乘势治疗体虚之人或容易受寒湿影响加重的疾病，能起到补虚、温阳散寒、祛湿的效果。

如今，三伏灸已经成了冬病夏治的特色疗法，最佳温阳时机、温阳药物、温阳穴位三者相互配合，可使阳气盛、正气足，预防疾病的发生。

三伏灸虽好，却不是每个人都适合做，要想知道自己目前的状态是否适合做三伏灸，还须咨询专业中医师来帮忙判断。通常情况下，三伏灸

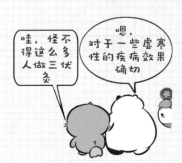

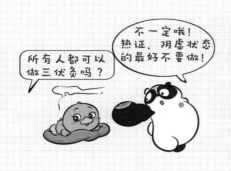

适用于鼻炎、哮喘、反复呼吸道感染（如咽炎、扁桃体炎、支气管炎等）、小孩体虚易感冒、手脚冰凉、胃痛、结肠炎、腰痛、痛经、慢性盆腔炎、月经不调等表现为气虚、阳虚、虚寒、实寒和寒湿状态的人。对于实热状态、阴虚状态、皮肤易过敏、糖尿病控制差的人，以及孕妇、年老体弱、2岁以下小孩，以及发烧者，应慎用或禁用。

受炎热天气影响，无论施用三伏贴或三伏灸，灸贴的时间均不宜过长。需要注意的是，三伏灸后部分人会产生水疱，或刺痒、肿痛感，一般水疱可自然消退，必要时可及时寻求专业医师进行处理。此外，灸后10个小时内不宜冲凉洗浴，短期禁食生冷刺激性食物，肥腻、煎炸物及海鲜等发物。做三伏灸须注意的事项较多，灸后还须谨遵医嘱哦！

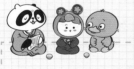

三伏灸有"冬病夏治"之效，利用三伏灸来"治未病"成了养生热门。不过还是要提醒大家，做三伏灸前一定辨别自身状态是否适合哦。

一喝冰饮就拉肚子，夏天该怎么过

随着夏季温度的持续攀升，冰镇饮料、冰激凌、冰西瓜俨然成了人们的"降温神器"。可有些小伙伴一喝冰饮肚子就不舒服，甚至上吐下泻，大汗淋漓的夏天只能望"冰"止渴，唉，这个夏天该怎么过啊？

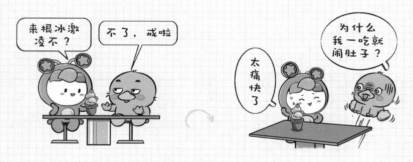

其实喝冰饮闹肚子与中医所说的邪气、脾胃阳气弱有关。脾胃喜温恶凉，冰饮属于寒湿邪气，过多寒湿之邪长期从口而入，寒凝脾胃，自然就会影响脾胃功能正常运行。《景岳全书·泄泻》曾提到"泄泻之本，无不在脾胃"，平时脾胃虚寒的人如果没有足够的阳气抵御寒湿邪气的入侵，稍进食寒凉之物，便可出现胃痛、胃胀、腹泻等表现。即使当下症状缓解，遇冷又易再反复发作。

脾胃虚寒主要表现为时常胃痛隐隐，容易胃胀，食欲欠佳，泛吐清水，大便稀溏；进食寒凉之物后易腹泻，手脚冰凉或四肢浮肿，神疲乏力等。

现身说法

24岁的小李被自己最爱吃的冷饮和海鲜折腾得够呛。某日晚上，小李与朋友聚会，面对满桌的海螺、生鱼片、冰镇饮料，他完全丧失了抵抗力，一顿胡吃海塞。第二天凌晨，小李开始拉肚子，伴有恶心、腹痛、呕吐……到医院检查，原来是得了急性胃肠炎。

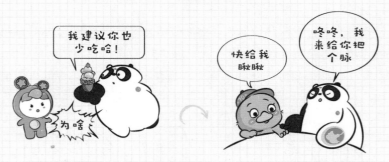

调理脾胃虚寒主要还是从"根源"入手，一要减少冷饮带来的寒湿邪气，二要增强脾胃的阳气。脾胃虚寒的小伙伴除了自觉不贪冷饮，进食细嚼慢咽，养成良好饮食习惯外，平时可将掌心搓热，以肚脐为中点逆时针摩腹，有温胃健脾之效。过于寒凉的水果、海鲜，如西瓜、螃蟹等均应少食，偏凉的绿茶类饮料也尽量不喝。

在日常生活中可适当服用生姜、紫苏叶等温中散寒，有明显腹胀者，可加砂仁、陈皮养胃理气。小米粥、黄芪粥、山药粥等养生药膳也是不错的选择。运用艾灸、推拿等传统方法刺激神阙、足三里、脾俞、胃俞等穴位，也能收获良好的疗效。

虽然夏季炎热难耐，但是为了脾胃的健康，小伙伴们还是要适当远离冰饮，调理好日夜为我们工作的脾胃。喝冰饮闹肚子可不是小事，必要时还得寻求医生的帮助，以免造成更加严重的后果。

火辣辣的夏天，
怎么保持好状态

夏日炎炎，太阳热情似火，然而心情却"不解风情"，总是烦烦乱乱的，精神倦怠，胃口变差，天天只想"葛优躺"，这可如何是好？

其实，疲倦嗜卧、食欲下降、心烦甚至低热，都是夏季专属的季节病哦！

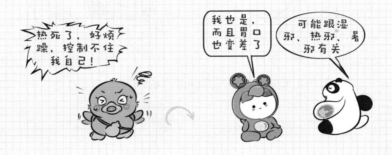

古人称这种状态为疰（zhù）夏。《伤暑全书·暑证》曰："盖此证乃夏属……元气不足，湿热蒸人……人初感之，即骨乏腿软，精神倦怠，昏睡懒言。"中医"天人相应"的观点认为，脾属长夏，脾胃在夏季易感受"邪气"。夏季暑邪耗伤正气，加之湿邪、热邪，容易困阻脾胃，导致脾胃运化功能失常，形成脾胃湿热状态。

胃脘胀满，口中黏腻或臭，尿少色黄，大便溏泄不爽，心烦食少，常自感困倦无力，面目肌肤发黄，身体皮肤发痒等，便属于脾胃湿热的状态。热盛则心中烦躁，脾胃受湿邪所困，则水谷精华无法顺利运输到身体上下，从而产生头部、肢体的沉重疲劳感。若本身就是脾胃虚弱的人，四季均易发生乏力倦怠等症状，夏季湿热盛行，因此表现比常人更加明显。

那么，在炎热的夏季有哪些方法可以改善脾胃湿热状态呢？调理脾胃是关键！

饮食方法

饮食与脾胃息息相关，我们在日常生活中可以利用天然食材来达到祛暑、清热、利湿、健脾的目的。

蔬菜：可多食豆芽、冬瓜、木瓜、苦瓜、黄瓜等利湿之品。

茶饮：可用荷叶以清热祛暑，湿气重者加艾叶、佩兰。

药膳：山药芡实粥可健脾益气，赤小豆冬瓜排骨汤可清热利湿。

需要注意的是，脾胃湿热的人不宜在夏季多食牛肉、羊肉、辣椒、荔枝、龙眼肉等温热之品，少食辛辣厚味之物，防止助热生火。

良好的生活习惯

除了注意饮食之外，良好的生活习惯也是夏季顺利祛除湿热的关键。脾胃湿热之人，应避免长期久坐空调房，合理进行户外运动，适当增加排汗，既能促进脾胃功能、提升精力、放松身心，也可使湿热之邪"随汗而散"。

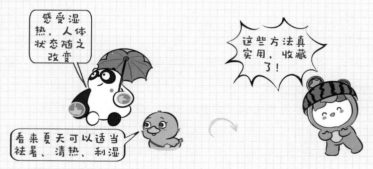

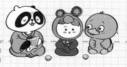

希望大家都能保持良好的脾胃功能，即使在火辣辣的夏天也要保持好状态哦！

伤不起的颈椎病

小伙伴们是否有同感：只要坐的时间稍微长些，颈肩就会僵硬酸痛，脖子似有"千斤重"，怎么转动都不舒服。其实这都是颈椎病惹的祸。

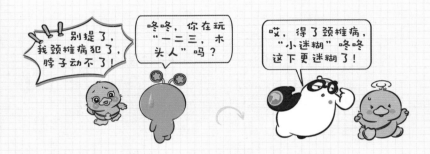

随着"低头族"人数的增多，颈椎病发病率也越来越高，并且越来越年轻化。研究表明，颈椎病在"全球十大顽症"中排名第二。除了颈肩疼痛僵硬、活动受限，有些人还出现手部麻木、头晕头痛、恶心，甚至突然昏倒等症状。

颈椎病之所以有多种临床症状，是由于颈椎长期劳损或椎间盘突出、韧带增厚，压迫颈椎脊髓、动脉、神经所诱发。在中医看来，"颈项强痛"是经络不通、气血不畅的表现，与慢性劳损、外伤等病因有关。长期保持同一不良姿势造成的颈部慢性劳损，以及长时间背对空调、风扇，使得风、寒、湿等外来邪气入侵，都是现代人"脖子痛"的主要诱因。

颈椎病可导致脑供血不足、血压升高、眩晕症、视力障碍、心绞痛、吞咽困难、胃肠功能紊乱等问题。

如果有小伙伴已经觉得脖子痛，就说明颈椎在发出警报了。那么，该如何预防颈椎病呢？

1. **颈部勿贪凉**。颈部不要直接对着空调、电扇吹风取凉。如果限于工作环境，不能改变颈部与空调吹风口的位置，则应在工作时披带围巾或外套，注意保暖。

2.**保持正确的姿势**。抬高手机或电脑屏幕，避免长时间低头，矫正不良坐姿，减少颈部压力。

3.**避免头顶压重物，手持重物**。

4.**选择合适的枕头**。枕头的材质应软硬适中、富有弹性。枕头的高度应该比自己一侧的肩膀宽度稍微高一些，这样侧睡时颈椎处于中立位置，能得到较好的支撑。枕头使用一定时间后会变形，须及时更换或置于太阳光下暴晒。注意：不用枕头更不好哦！

5.**时常做做颈部放松操**。颈椎操主要是通过上下左右简单轻缓转动头部、颈部的方式，达到局部锻炼，常用方法有米字操等。颈椎病症状较重的患者慎用。除此之外，日常自行轻缓按揉天柱、肩井等穴位，也可缓解脖子酸的症状。

若颈椎病症状突出，应寻求专业中医师辨证治疗。中医治疗颈椎病方法众多，总体以疏通经络、行气活血为原则，常用方法有针刺、艾灸、小针刀、正骨、推拿、膏药等。

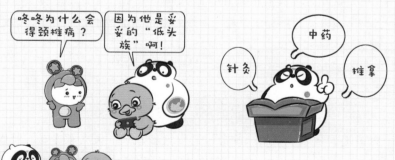

咚咚为什么会得颈椎病？

因为他是妥妥的"低头族"啊！

中药

针灸

推拿

适当让颈椎放松休息，减少"加班"，保持颈部经络气血畅通，让脖子充满"活力"。拒当"低头族"，才是预防颈椎病最好的办法呢！

夜里总是起夜？
可能是这个原因导致的

咚咚近来精神不好，晚上睡得不安稳，总得起夜好几趟，严重时甚至刚躺上床就想去厕所，真是苦不堪言。大家通常会把尿频和肾虚联系在一起，真是这样吗？其实，尿频不一定都是肾惹的祸哦！

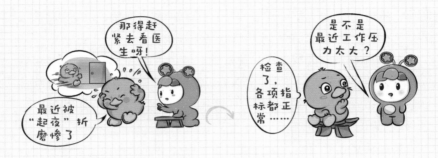

正常人一天的尿量相当于 2 ~ 4 瓶 500 毫升的矿泉水，白天排尿 4 ~ 6 次，夜间进入膀胱的终尿大约只剩"半瓶"左右。正常夜尿为 0 ~ 2 次，如果夜间持续性尿量、次数均超过以上范围，那就要考虑是否有夜尿频多的问题了。

起夜的原因大致有以下三种：

睡前喝大量水、饮料、啤酒，进食大量水果，天气寒冷时，肾脏正常调节，出现夜尿次数增多、尿量增多的现象，属生理性尿频。

因琐事精神紧张或压力增大，可出现夜尿增多；每次尿量少，不伴尿急尿痛，尿液镜检无炎性细胞；或醒时总觉小便未尽，时时欲便，但尿量少，入睡后便无此症状，常因事情解决后症状自行缓解，此类属精神性尿频。小儿因偶尔一次尿床受家长责备，担心再尿床，于是出现夜间不断排尿的情况，也属于精神性尿频。

病理性尿频是指由多种疾病引起的夜尿增多，如糖尿病、尿崩症、泌尿系炎症、尿路感染，或膀胱肿瘤、结石、妇科肿瘤压迫、男性前列腺增生肥大等疾病，都可导致排尿不畅或膀胱容量减少，引起夜尿排便次数增多，而尿量不一定增多。

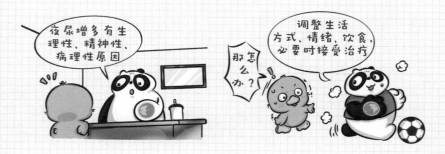

《备急千金要方·膀胱腑》提到："胞囊者，肾膀胱候也，贮津液并尿。"膀胱是储存尿液的地方。中医认为，肾主水，与膀胱相表里。夜尿增多，与肾、膀胱相关，还与肝、脾相关。夜尿频多也有虚实之分。

实证：多发病较急，伴见尿急、尿痛、尿道灼热感，少腹拘急胀痛，小便黄，舌红苔黄腻，脉滑数或濡数，考虑是湿热下注引起。

虚证：多病程日久，起病缓慢，伴见尿失禁或淋漓不尽，小便清长或赤涩，疼痛不甚，舌淡脉沉细或细弱，考虑是脾肾亏虚引起，多在劳累后更明显。

因此，单纯强调补肾是片面的，如精神紧张性夜尿增多就多考虑从肝论治。只有根据自身的健康状态，进行个性化的辨证论治，才符合实际。

那么，如何缓解夜尿频繁呢?

自助干预方案

1．合理饮食，避免高糖、高盐等。

2．注意休息，加强锻炼，提高免疫力。

3．积极营造舒适宽松的生活环境，避免不良环境因素和精神因素的刺激。

他助干预方案

1．**针灸治疗**。湿热下注型可以考虑取穴：曲骨、中极、三阴交；脾肾亏虚型可以考虑取穴：气海、关元、曲骨、水道、三阴交、脾俞、肾俞等。

2．**头皮针法**。取额旁三线（从头维内侧 0.75 寸起向下引一直线，长 1 寸）治疗。

3．**耳穴贴压**。主穴：肾、膀胱、皮质下、三焦等。配穴：精神紧张，心神不宁加神门、心；湿热下注加脾、尿道、外生殖器；脾肺不足加脾、肺。

4．**内服中药**。根据状态差异，选择清热利湿、疏肝解郁、补肾固涩、健脾益肾等不同方药，具体可请中医师进行辨证论治。

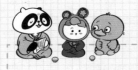

夜尿频繁会影响睡眠质量，从而损害身体。小伙伴们如果夜里总跑厕所，一定要及时寻求医生帮忙哦!

一吹空调就感冒，
是真的弱不禁风吗

夏天到了，很多小伙伴用空调冷饮冰西瓜"续命"。时间一长，有些人开始出现恶心呕吐、发烧、身体困重的表现，整日病歪歪，浑身没力气。注意啦！这很可能是空调吹多中了"暑"！

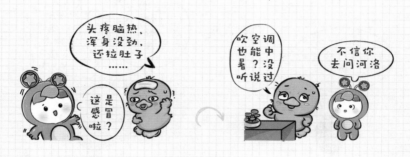

啥？吹空调还能中暑？中暑不都是因为天气太热了吗？其实，吹空调中的暑叫"阴暑"！中医认为，中暑有阳暑与阴暑之分，"动而得之者为阳暑"，"静而得之者为阴暑"。阳暑就是我们一般认为的因热而中暑，主要是因为在夏天高温环境下，身体受到暑热邪气的侵袭，出现发热、口渴等一派热象。阴暑是因经受暑热之后再感受寒邪引起，可能是突然进入寒冷的环境或是过食寒凉的食物而引起，出现头痛、怕冷、腹泻、乏力等症状。天气湿热时人体毛孔处于打开状态，突然进入空调房或洗冷水浴、过度食用冰冷食物后会导致毛孔骤然紧闭，直接把寒湿的邪气关在人体内，也就是我们说的"寒包火"。《红楼梦》第二十九回中林黛玉中的暑就属于阴暑。

其实，比起阳暑，阴暑反而是夏季更容易让人中招的疾病；稍不留神，大家可能就入了阴暑的"圈套"。

那么，如何预防阴暑呢？在这里给大家提个醒儿：

1. 空调温度一般在 26℃ 以上为宜，避免室内外温差过大，尽量保持室内空气清新。

2. 避免贪食冰冷食物。

3. 大汗淋漓后避免立即用冷水冲浴。

4. 夜间最好不要在外露宿。

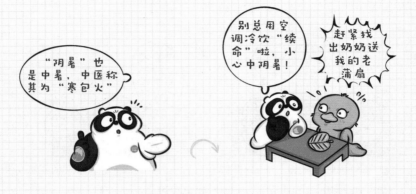

不过，中了阴暑也不要担心，此时应切忌进食寒凉食物（比如绿豆汤）解暑，可自行煎煮"香薷饮"（用香薷、厚朴、白扁豆煎汤代茶饮）或服用藿香正气水。但要注意的是，药物使用请咨询专业医师。

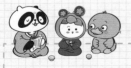

夏日炎炎莫贪凉，阳暑阴暑皆应防。
手摇蒲扇出出汗，温热白水喝起来！

一喝茶就难受，怎么回事

中国是一个茶文化大国，种茶、喝茶的习惯可上溯到四千多年前。《神农食经》曾记载茶叶"利小便，祛痰热，止渴，令人少睡"。可见茶也是一种良药。但生活中也有一群特别的"小伙伴"，他们茶一喝多就难受，出现胃痛、胃胀、头晕等症状，这是为何？

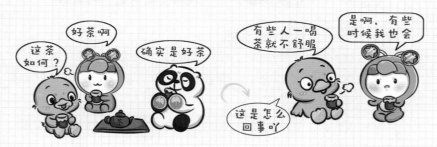

《茶经》中指出："茶之为用，味至寒。"中医同样认为，大部分茶的药性偏寒凉，所以喝茶也要因人制宜，有所选择。

尤其对于脾虚胃寒的人来说，长期饮用过于寒凉的茶，反而容易"雪上加霜"，导致胃肠不适等症状，那么要如何在众多茶中，选择适合自己的茶呢？

中医认为"苦寒败胃"，患有胃肠疾病者喝茶时，就需要选择一些性平或温的茶，比如隔年的乌龙茶、黑茶等，这些茶对肠胃疾病具有一定治疗作用。

容易上火的人群，适合喝一些寒性茶，例如绿茶、白茶、生普洱等，起到清热祛火的作用。

体质虚弱及低血压人群，可以喝一些性质温和的熟茶，如红茶、黑茶、熟普洱等，而高血压人群，适宜喝一些白茶。

需要注意的是，处于经期和孕期的女性，最好少饮茶。

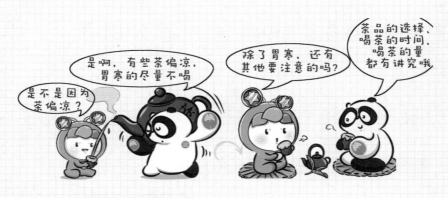

是不是因为茶偏凉？

是啊，有些茶偏凉，胃寒的尽量不喝

除了胃寒，还有其他要注意的吗？

茶品的选择，喝茶的时间，喝茶的量都有讲究哦

喝茶时要避免三大错误时间段

1. 空腹饮茶时，茶叶中的茶多酚刺激肠胃，易造成反酸、胃痛等。

2. 饭后立即饮茶，茶叶中的生物碱会影响食物的消化吸收，引起肠胃胀气、消化不良等。

3. 临睡前饮茶，茶叶中的生物碱对神经有兴奋作用，容易造成失眠。

喝茶虽好，但还需要养成良好的饮茶习惯，不可长期过饮浓茶，否则轻则出现"茶醉"，重则导致茶叶型氟中毒。

饮茶忌宜歌

饮茶时间要注意，空腹饮茶伤脾胃。饭前饭后及药后，好茶不宜立即饮。

饮茶温度要适宜，过烫易伤消化道。过冷茶凉伤脾胃，脾胃既伤聚痰湿。

冲泡时间要适宜，过长次频不可取。饮茶浓淡要相宜，茶浓伤胃睡眠少。

莫觉隔夜茶水好，霉菌细菌茶里得。

春节将近，走亲访友，饮茶必不可少。茶不仅可消食，解油腻，利尿止渴，祛火除痰，还可清心明目，提神少眠，预防蛀牙等。茶的好处虽多，但大家也要有选择地饮用哦。

保温杯里泡枸杞，
并不适合所有人

　　江湖上流传一句话："人到中年不得已，保温杯里泡枸杞。"不过，随着越来越多的 80 后、90 后也开始注重养生，保温杯中加枸杞子已经成为更多人的流行做法。那么问题来了：这种"佛系养生"的方式，真的适合每个人吗？

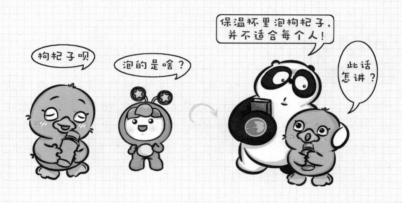

　　其实，泡枸杞子养生也须辨状态，一旦应用不好，不养生反伤身！从中医角度来说，枸杞子属于补阴药，《本草纲目》中记载枸杞子"久服坚筋骨，轻身不老，耐寒暑"，性味甘、平，入肝、肾经，具有补肾益精、养肝明目的功效，适宜肝肾阴虚、体质虚弱、抵抗力差者。肝开窍于目，肝肾之精足则目有所养，所以用眼过度的电脑族属于肝肾阴虚者，就比较适用；体内有湿、容易拉肚子或大便稀不成形、鼻塞流黄鼻涕、感冒发烧的，就不适合食用枸杞子了。

食用枸杞子也有技巧

1. 视力模糊及流泪者宜食用枸杞子配粳米。
2. 眼睛酸、眼黑蒙者宜食用枸杞子配菊花。
3. 眼睛干涩发热及黑眼圈者宜食用枸杞子配猪肝。
4. 血虚失眠者宜食用枸杞子配龙眼肉、红枣、粳米。
5. 易生白发者宜食用枸杞子配核桃仁、小黑豆。

"摇滚"养生在当代兴起，啤酒泡枸杞子、蹦迪带护膝，花样层出不穷。但为了革命的本钱，正确的"保温杯里泡枸杞"有必要学起来。养生前先辨明个人状态，按需补给才能起到养生保健的作用。枸杞子虽好，可不能乱用！

怎么吃也吃不胖，
不一定是好事哦

现在大家都以瘦为美，有的小仙女不惜节食减肥，渴望拥有吃不胖的"超能力"。也有一部分人怎么吃都不胖，听起来挺让人羡慕，其实，这并非是件好事。

怎么吃都不长肉，除了与先天遗传因素有关，还可能受脾胃虚弱或胃火过旺的影响。中医认为，胃主受纳腐熟食物，而脾为后天之本，有运化水谷精微来濡养全身的作用。

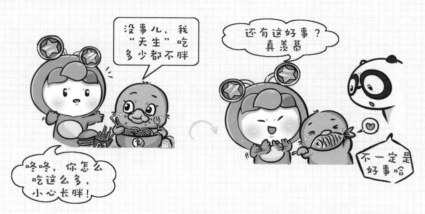

脾胃虚弱，运化腐熟的功能随之减弱，则水谷中的营养精微不能充分被吸收，甚至无法全部被送达四肢、皮肉，使其缺乏濡养。临床症状常见身材干瘦、面色泛黄、食欲差、大便不成形等虚证。相反，如果形体消瘦、面带油光，但却胃口大、食欲好、容易饿，出现心烦、便秘等热证，则可能是胃火过旺的表现。这是由于胃火内炽，易致脾胃功能异常亢进，过度耗伤津液。

因此，形体消瘦并不都是虚证，一味地补身体可能越补越糟糕。判断虚实、辨证调理才是关键。

要解决"吃不胖"的难题，首先应调整好脾胃的功能状态，除了寻求专业中医师辨证调理，在日常生活中，调养脾胃首先应从食疗做起。

《黄帝内经》说道："五谷为养，五果为助，五畜为益，五菜为充。"饮食应均衡、多样化、有节制、不偏嗜、不挑食，脾胃虚弱可多食山药、薏苡仁，少食难以消化的食物，胃火过旺则可多食水果，少食油炸、辛辣之品。

中医具体还有以下方法可供选择：

中药茶饮

脾胃虚弱者可选枸杞红枣茶、四君子茶、山楂蜂蜜茶、牛奶红茶等以健脾和中、益气补虚。

胃火过旺者可多饮菊花茶、金银花茶、麦冬茶、陈皮茶等清热祛火、益胃生津的茶饮。

中医药膳

山药芡实薏米粥：山药、芡实、薏苡仁炒焦磨粉，热水冲服或拌入米粥中，有健脾和胃、补益调中之效，适用于脾胃虚弱者。

芦根竹茹粳米粥：新鲜芦根洗净切段，与竹茹同煎取汁去渣，加入适量粳米、生姜两片煮粥，可清热祛火，和胃止呕，适用于胃火过旺者。

中医外治法

针灸、推拿有疏通经络、扶正祛邪、调节脏腑功能的作用，通过辨证，针灸脾俞、胃俞、足三里、中脘、三阴交等穴位，或每日自行按揉足三里5～10分钟，饭后以脐周为中心画圆摩腹，均可在一定程度上健脾理气。

　　其实吃不胖很可能就是脾胃功能失常，严重者还会导致身体整体状态失衡。生活中还要注意饭后不宜久坐、即卧或食饱急行，适当散步可促进消化，推动脾胃功能正常运行。

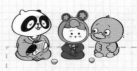

　　　　　　并不是所有的"吃不胖"，都值得羡慕，很有可能是身体出了问题的表现。希望小伙伴们全面正确地看待身体，健康的体魄是我们共同的追求！

难言之隐不能只靠泻药

说起便秘的痛苦，相信很多人都感同身受，长期受便秘困扰的人，可能会出现腹痛、痔疮、面色暗黄等情况，是颇为尴尬的"难言之隐"。

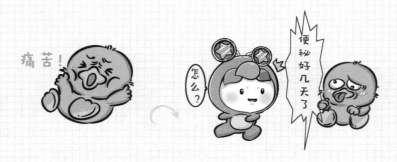

便秘是以大便排出困难、排便时间或排便间隔时间延长为临床特征的一种疾病。除了胃肠功能紊乱，便秘在中医看来更是全身健康状态失调的反映。饮食不当、上火、体质虚弱、寒凝血瘀等各种各样的原因，都可导致大肠传导功能失常。

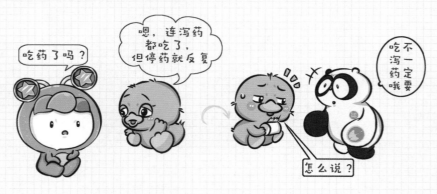

根据引起便秘的原因不同，中医主要将便秘辨证分为实、虚、热、冷四种。不同便秘的临床表现也不同，分别有：

实秘状态：欲便不得或便而不爽，伴腹胀肠鸣、胸胁胀闷等。

虚秘状态：排便困难，伴精神不振、神疲乏力或伴面色青白、畏寒肢冷。

热秘状态：大便干结、排便困难，伴口干口臭、面红心烦等。

冷秘状态：大便艰涩、排出困难，伴腹部冷痛、不喜按压、手足不温等。

要提醒大家的是，针对不同类型的便秘治疗方法也不一样，如果一便秘就用泻药，治标不治本，反而会使便秘更加严重哦。

那么日常生活中，便秘到底该如何改善呢？

便秘食疗方

实秘：可用木香槟榔粥。取木香、槟榔水煎留汁，入粳米煮粥，粥将熟时加冰糖适量，稍煎化开即可，温食。平素饮食应注意少吃收敛性质的食物，如白果、莲子、芡实、石榴等，应以降气的食物为主，如橘子、香蕉、萝卜等。

虚秘：可用黄芪核桃粥。将黄芪放入砂锅，加清水适量，煎煮20分钟，去渣留汁，放入核桃仁和粳米煮成粥即可。平素饮食应注意少吃顺气的食物，如萝卜、杏仁、芥菜、橘子等，应多吃健脾益气的食物，如山药、扁豆、无花果等。

热秘：可选生军茶，取生大黄（别名"生军"）适量，以沸水冲泡5分钟，加白糖适量调味，代茶频饮。平素应禁食辛辣厚味的食物，如辣椒、羊肉、狗肉、酒等，而以清凉润滑的食物为主，如梨、黄瓜、苦瓜等。

冷秘：可选薤白粥。取薤白与粳米同煮成粥，温食。平素应少吃生冷寒性的食物，如苦瓜、鸭肉、田螺、海蜇等，应以温中散寒的食物为主，如羊肉、生姜、花椒、茴香等。

中医特色推拿

仰卧，用手掌在肚脐以下顺时针方向摩腹 5 ～ 10 分钟，再点揉中脘、天枢、腹结穴各数十次。

坐位，用双手空拳叩击八髎穴 3 分钟左右；按揉支沟、上巨虚、足三里穴各数十次。

不止针对成人便秘，中医推拿对于小儿便秘也疗效显著。除了选择中药内服、药膳调理，适当的外治方法可以事半功倍。

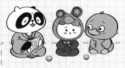

便秘实属情非得已，但要摆脱便秘，最重要的是靠自己。要做到对便秘"断舍离"，重拾清爽的肠道，需要让身体"由内而外"地改变哦！

情深深雨蒙蒙……一到雨天就腿疼

经常听到一些人说："这两天可能要下雨了。"很多人就纳闷儿了，明明天气很好怎么会下雨呢？难道这些人有预知能力？

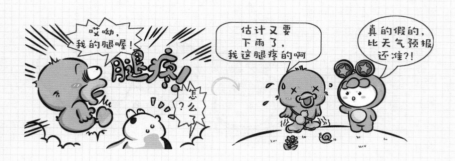

真相是，这些人对天气的敏感程度非常高，遇到阴天下雨腰腿就开始疼，几乎比天气预报还灵验，在中医看来，这种情况就属于"痹（bì）证"。

中医对"痹证"的认识

"痹"即闭阻不通，指人体肌肉筋骨、关节、经络因感受风、寒、湿、热等邪，出现酸楚疼痛、麻木重着、伸屈不利或肿大灼热等症状。

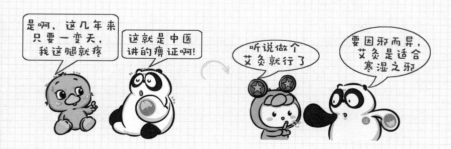

根据风、寒、湿、热等致病原因不同及症状特点，可以分为风痹、寒痹、湿痹和热痹等，以祛风散寒、除湿通络止痛为基本治则。

艾灸可以治疗"痹证"吗

痹证是一种慢性疾病，很多患者希望得到根治，便采用坊间流传或各种广告的方法盲目治疗。比如大家听说"艾灸对痹证效果很好"，简单易行且经济适用，大家便"艾不释手"。

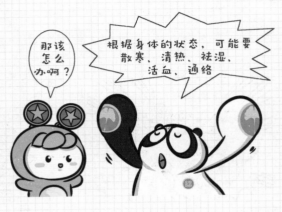

那该怎么办啊？

根据身体的状态，可能要散寒、清热、祛湿、活血、通络

艾灸确是中医治疗痹证的有效方法之一，可通过温热刺激，祛除寒气、缓解疼痛，达到疏通经络、散寒除湿的目的，对部分痹证的确有效。但痹证病因多种多样，症状不尽相同，治疗方法各异，如出现了关节局部灼热肿痛，就不太适合用艾灸了。

所以一定要搞清楚适应证范围和使用方法，在专科医生指导下规范治疗，不要轻信偏方、秘方的广告效应。

中医如何防治"痹证"？

药物治疗

用药应在医师指导下因人、因时、因地有针对性地辨证施治，据风、寒、湿、热等邪的偏重，分别采取祛风通络散寒、温经散寒除湿、除湿通络祛风、清热通络除湿等法。若痹证日久、痰瘀痹阻，当以祛风除湿散寒、补益气血肝肾或化痰祛瘀、搜风通络等法治之。

针灸治疗

治疗痹证应根据风寒湿邪偏盛不同及发病部位，循经取穴和选取阿是穴，如膈俞、血海、肾俞、关元、阴陵泉、足三里、商丘、大椎、曲池等。

推拿治疗

按揉血海：屈膝，以左手掌心按于患者右膝髌骨上缘，第二至五指向上伸直，拇指约呈 45°斜置，拇指尖下即此穴，以手指的指腹按压，每侧按揉 3 分钟，以酸胀为度，此穴适合"游走不定、关节酸痛不适的风痹"。

按揉关元：在下腹部，当脐下 3 寸，以手指的指腹按压，每侧按揉 3 分钟，以酸胀为度，此穴适合"关节疼痛剧烈，遇冷更严重的寒痹"。

按揉足三里：在小腿外侧，犊鼻下 3 寸，犊鼻与解溪连线上，以手指的指腹按压，每侧按揉 3 分钟，以酸胀为度，也可以轻用力，双侧各敲打 100 下，此穴适合"关节肿胀、有沉重感的湿痹"。

按揉大椎：在第 7 颈椎棘突下，可轻力敲打 100 下，此穴适合"关节红肿热痛，遇冷觉舒的热痹"。

中药贴敷法

局部外用膏药，如当归、川续断、川牛膝、肉桂、白芷等适量制膏。

用姜黄、羌活、白术、防己、甘草浸泡制酒，擦涂外用，以达疏风活络、活血化瘀、消肿止痛之效。

食疗方法

李时珍在《本草纲目》中记载了薏苡仁治疗痹证的两种方法：一是薏苡仁为末，同粳米煮粥，日日食之；二是薏苡仁粉，同曲米酿酒，或袋盛煮酒饮之，治疗风湿痹之腰膝疼痛。

中药熏洗

将艾叶、延胡索、牛膝、桑枝、独活、防风、海桐皮、伸筋草、威灵仙等，置水中煮沸，熏洗时温度控制在 38 ～ 40℃，一天一次，每次半小时，一周一疗程，连熏两个疗程。

预防调摄

做好防寒保暖等预防工作，注意平时适量增加锻炼，增强机体御邪能力，改善阴冷潮湿的工作、生活环境，避免外邪入侵；同时控制自身饮食结构，注意不宜吃高嘌呤的食品，预防痹证的发生。

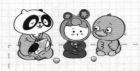

本文提及的治疗方案不可私用，务必请专业医师开具处方、指导使用。

痹证一般迁延难愈，积极预防治疗是关键，注意居住环境、生活习惯及心态等方面的改善，才能在阴雨绵绵的日子里也可以浑身舒畅。

我小小年纪，就已经很突出……哦，我是说椎间盘

椎间盘突出一般多指腰椎间盘突出，常有腰背痛、有向腿脚放射的痛感等，严重影响生活、工作和学习，在现今生活中比较常见，而且有年轻化趋势。

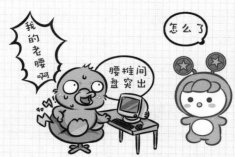

有些小伙伴年纪轻轻的，就开始尤为"突出"，只可惜突出的是腰椎间盘……坐姿不正确、受寒受潮、突然负重、长期损伤，以及腰椎间盘退行性改变、遗传因素等，都是导致腰椎间盘突出的原因。

现身说法

山西某附属医院曾收治一名因腰痛 3 年就诊的 45 岁男患者，据患者描述，自己是一名木匠，平素工作繁忙，常搬运重物，出汗较多，故自认为腰痛是由于肾虚引起，自服很多补肾药物。谁知症状越来越重，就诊时，已不能连续 1 小时弯腰干活。

很多人以为，腰酸腰痛是由于肾虚导致，往往因此耽误了腰椎间盘突出的诊治。

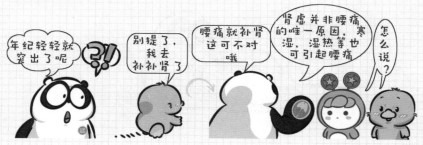

中医认为，"腰者肾之府，转摇不能，肾将惫矣"。腰痛和肾存在很大的关联，但并非所有的腰痛都是肾虚所引起，寒湿、瘀血、湿热、痰湿等因素也可能导致腰痛。腰部冷痛，遇阴雨加重，多是寒湿引起的；腰痛有热感，多是湿热引起的；腰部冷痛沉重，形体肥胖，苔白腻，多是痰湿；腰部刺痛，痛处固定，夜间明显，多是瘀血导致的。

腰椎间盘突出，重在预防！那么，应怎样预防腰椎间盘突出呢？

良好的居住环境

尽量避免居住在潮湿、寒冷的环境中。

纠正不良姿势和习惯

注意平时的站姿、坐姿、劳动的姿势以及睡姿的合理性。

适当进行腰背肌的功能锻炼

适当的锻炼能改善肌肉血液循环，增加肌肉的反应性和强度，提高腰椎的稳定性、灵活性和耐久性。

注意防寒保暖

在寒冷潮湿的季节应注意防寒保暖。

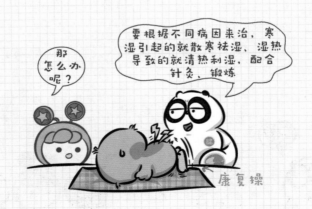

根据临床表现不同、患者体质状态差异，中医的干预方法也是多种多样。

中药内服

根据不同病因，以散寒祛湿、清热祛湿、活血通络及补益肝肾等为主要用药原则。

中医外治

中医外治法在这类疾病中运用更为广泛，早在《黄帝内经》时代就记载了敷贴、药熨、熏淋、洗浴等多种外治疗法。在治疗腰椎间盘突出症时，临床证实，使用活血化瘀、舒筋止痛的中药在腰部贴敷，对缓解症状十分有效。还可配合使用针灸、推拿等。

1. **中药熨贴**。用秦艽、木瓜、田三七等适量配制成药酒，用纱布4～8层浸湿，加热后覆于治疗部位，对准治疗部位进行热熨。或用当归、川芎、威灵仙、透骨草等药各适量，研末后装入布袋内，加热后做热熨。

2. **针灸治疗**。中医针灸疗法对于改善腰腿痛具有很好的疗效，如环跳、肾俞、委中是常用穴位，须辨证配穴针刺。

3. **推拿治疗**。推拿手法治疗可松解腰部肌肉，缓解疼痛，也是治疗腰腿痛常用方法。推拿手法以松解为主，常用点法、压法、弹拨等手法。

4. **耳穴治疗**。平时可以选用腰骶椎、神门、肾、皮质下等穴位，进行耳穴埋豆治疗；也可以采取耳针治疗。

腰椎间盘突出是一种病证，平时要多注意身体的保养，有效避免"突出"的发生，尤其是应纠正不良的站姿和坐姿，同时加强体育锻炼，保证自己的身体健康。

"夜长梦多"也伤神

生活中有很多人睡眠质量不佳，每晚被大量短而琐碎的梦所困扰，苦不堪言。第二天起床感觉疲惫，就像没睡过觉一样。这到底是为什么呢？

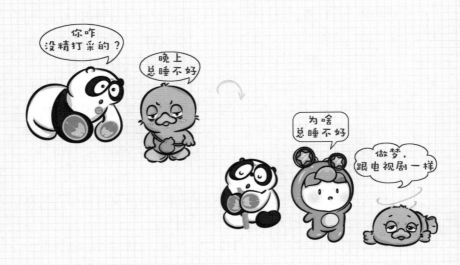

《黄帝内经》记载："肝气盛，则梦怒……心气盛，则梦善笑恐畏……肾气盛，则梦腰脊两解不属。"可见多梦与肝、心、肾有很大关系。很多人一开始失眠多梦就开始"补身子"，其实多梦也要分虚实。

多梦除了心脾两虚、心虚胆怯或阴虚火旺等引起，也可能是由肝气郁结、痰热互结所引起。持续失眠多梦会产生很多问题，轻微者皮肤黯淡无光、心烦气躁，久之则人体内分泌紊乱，严重者会导致高血压、冠心病、脑出血、抑郁症等多种疾病。

那么，失眠多梦到底该怎么改善呢？问题的关键在于五脏的阴阳调和，建议大家从情绪和饮食两个方面进行调理。

情绪调理

所谓情绪调理，就是在日常生活中保持心态平和。喜伤心、怒伤肝、恐伤肾、悲伤肺、忧思伤脾，过于情绪化有害五脏之气，在入睡前尤其应该放松身心，不宜太过兴奋或思虑过多。可以选择散步、打太极拳等舒缓运动来改善紧绷的身心状态。

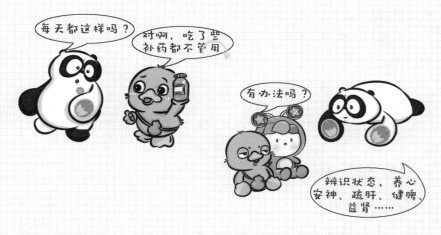

饮食调理

胃不和则卧不安，饮食调理对于改善睡眠也大有裨益。

诸多胃肠道疾病常伴有心烦、失眠等症状。为了减少胃肠道负担，晚饭不宜过饱，同时在临睡前3小时内不宜进食或少食。若有胃食管反流者，可垫高枕头。

失眠多梦伴有消化不良、腹胀不适者，日常药膳中可添神曲、麦芽、蜂蜜调中和胃。

失眠多梦伴心悸、健忘、头晕目眩、神疲无力者，可选当归、黄芪、红枣等补气养血之药，合酸枣仁安神。

失眠多梦伴痰多、口苦、心烦，可选竹茹、黄芩、莲子心等药清热化痰。

辅助调理

除了上述以外，还可以借助一些辅助调理的手段。

针灸对于治疗长期失眠多梦效果显著。针刺百会、内关、神门、心俞、三阴交等腧穴可宁心安神，提高睡眠质量。

推拿在松解肌肉放松身心的同时，通过作用于一定的穴位，如安眠、神门、内关等，可以促进安神、养阴，改善失眠多梦。

每晚温水洗澡或加醋、艾草、红花等泡脚，有助于气血运行，推动机体阴阳的调节。

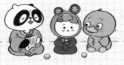

改掉不良的生活方式，注重饮食起居，是保持健康的不二法门。拒绝多梦，预祝小伙伴们都能拥有一夜好眠！

睡觉老爱出汗，
小心夜里的"小偷"

　　人们每天都会排出大量的汗液，是人体新陈代谢的表现，适当出汗可以帮助人体排出毒素。但如果晚上睡觉时频繁出汗，就要小心了。

　　睡个安稳觉原本是一件幸福的事，但是当醒来发现浑身大汗淋漓，甚至浸湿了枕头和睡衣，那也挺让人崩溃的。

　　研究表明，10% ~ 40% 的成年人有过夜间睡觉出汗的经历，这是人体发出的一个提示信号。睡觉出汗可能是由于一些慢性疾病或者是内分泌失调等原因引起的，但也有一些是属于体质状态因素。偶尔睡觉出汗是正常现象，但反反复复出现睡觉出汗时，就应该引起重视了。

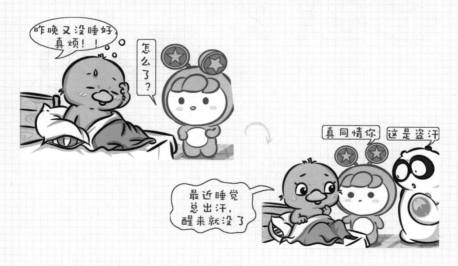

　　《黄帝内经》中对睡觉出汗有所记载，把它叫作"寝汗"。后来中医巧妙地用比喻的方法，把夜里睡觉时"偷偷摸摸"冒出来，醒来时又不见了的汗比喻成小偷，称之为"盗汗"。

"阳入于阴而能眠"，阴虚的人容易有虚火，睡眠时阳入于阴，虚热迫使人体的津液外泄，就出现了冒汗的情况。

"盗汗"都是"阴虚"吗？这一认识并不全对，也可能是血虚、湿热等原因引起的。盗汗伴有心悸失眠、头晕乏力、面色苍白没有光泽等，多是由血虚引起的；伴有肚子胀闷、便秘、口苦、烦躁等，多是由湿热引起的；盗汗伴有潮热、口干、五心烦热等症状，多是由阴虚引起的。

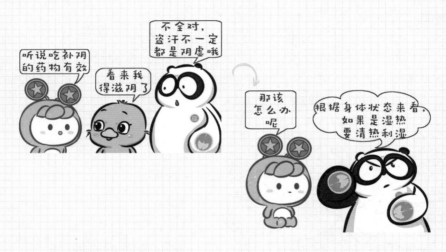

"盗汗"可以这样处理

1. 中药内服。通过辨证论治，对不同原因引起的盗汗，可以采用针对性的治疗方法。如阴虚火旺引起的盗汗，可以滋阴泻火；心血不足的，补血养心；湿热引起的，就清热化湿。当然，药物治疗应该在专业中医师的指导下使用。

2. 穴位按摩。穴位按摩对于防治盗汗也有一定的帮助，针对盗汗，可以按摩三阴交、阴郄、复溜、涌泉、心俞、膈俞等穴位。每个穴位按揉 2 ~ 3 分钟，有酸胀感即可。

3.**饮食调节**。经常盗汗的人，日常饮食需要注意少吃辛辣、油腻、煎炸的食物。这些食物容易消耗人体的阴液，使阴虚的症状加重；或是损伤脾胃，产生湿热，从而引起盗汗。平时也可以在食物中加入一些有滋阴、养血或清热祛湿作用的药材，做成药膳食用。阴虚的人可以加入百合、银耳、枸杞子等；血虚的人可以加入生地黄、阿胶、当归等；湿热的人可以加一些薏苡仁、葛根等。

4.**运动锻炼**。适当地进行一些体育运动，锻炼身体，也有助于预防或改善盗汗的症状，但是要注意避免过度的剧烈运动。平时可以选择通过慢跑、太极拳、五禽戏、八段锦等方式进行体育锻炼。由于气血亏虚而引起盗汗的人，在运动后容易出现乏力、头晕等不适，这时候应该注意休息，避免过度劳累。

5.**情志调节**。中医十分重视情志因素对人体的影响，情志失调也是导致出现盗汗的一个重要因素。如果经常心情不好，思虑太过，可能会耗伤心血，阴血不足则容易变为阴虚火旺，使人体津液外泄，从而产生盗汗。在日常生活中，注意劳逸结合，避免思虑过多、烦恼过度，保持精神愉快，也可以减少盗汗的发生。

大家要注意，如果睡觉时候出汗，要及时换上干净的睡衣和床单，以免寒湿侵入体内导致感冒等症状。为了夜里能够睡个安稳觉，从今天开始，好好保养身体吧。

用午睡对抗"慢性疲劳"，技能 Get √

对于很多上班族来说，午睡很重要，正所谓"中午不睡，下午崩溃"。自古以来，大家都认为睡午觉是个好习惯。中医说的"子时大睡，午时小憩"，就是我们常说的子午觉。

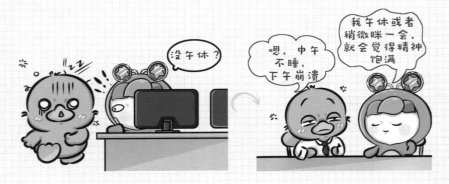

午睡为何如此重要？其实，午睡的重要性更多体现在保持良好身体状态的作用上。中医认为，"阳气尽则卧，阴气尽则寤"，睡眠是阴阳交替的过程。午时是中午 11 时至 13 时，正是阴阳交替的时候。阳气最盛，阴气衰弱，此时午睡，可以补充上午消耗的体能，使阳气向阴气平缓过渡，从而达到养阳和阴的效果，保持下午的工作效率。

午睡虽好，但并非必需，也不是睡得越久越好，而是因人而异，视具体情况而定。刚吃完午饭的人不宜立即午睡，如果长期饭后立即平躺，容易降低脾胃的消化功能。正确的午睡时间，最好在饭后至少 15 分钟之后。午睡过长也容易使身体产生疲劳惯性，导致下午头脑仍昏昏沉沉，影响精神状态，最好将午睡时间控制在半小时内。

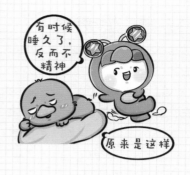

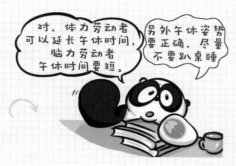

三类人群不适宜午睡时间过长

第一类为 65 岁以上或体重超标 20% 的人，午睡会增加血液黏稠度，影响大脑局部供血，容易造成中风。

第二类为低血压患者，午睡时血压相对降低，容易产生身体不适。

第三类为血液循环不良的人，午睡后常会头昏脑涨。

你知道吗？午睡的姿势其实也有讲究。相信好多小伙伴都是趴桌、靠椅小憩。趴桌午休并不可取，会让人体脊柱的生理曲度逐渐变形甚至消失。上班族如果靠椅午睡，应注意保持头高脚低的姿势，不要在穿堂风口或者空调下睡。午睡时要注意保暖，以防凉气乘虚而入。因忙碌未能午睡的小伙伴们，可以在办公桌放置药用香囊来提神。

团团手工课：制作馨香醒神囊

药材：石菖蒲、佩兰、茉莉花、冰片各 5 克。

原理：石菖蒲可开窍醒神、宁神，佩兰可芳香化湿、醒脾，茉莉花可以理气开郁、辟秽和中。将以上药物干燥、粉碎，用纱布包入 20 克即可。

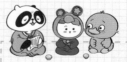

休息，是为了走更远的路。让我们享受午睡带来的好处，更好地工作和学习，与"慢性疲劳"抗争到底！

难缠的脂肪粒，我要消灭你

脂肪粒几乎是每个小仙女都在意的话题。眼周脂肪粒过多，不仅加重了黑眼圈，还会大大影响颜值。为了遮盖这些脂肪粒，大家如八仙过海般各显神通，眼霜、遮瑕膏齐上阵，对自己的脸一通折腾。但即使用遍化妆品，也救不了眼周此起彼伏的脂肪粒，问题到底出在哪里呢？

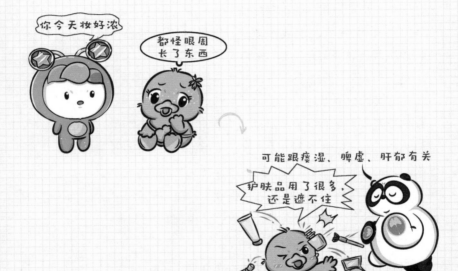

形成脂肪粒的主要原因是内分泌失调，使得面部油脂分泌过剩，油脂较多的地方容易造成毛孔堵塞，再加上清洁力度不够，时间长了就会形成脂肪粒，一般多见于眼部。

中医认为，脂肪粒的产生大多由于痰湿、脾虚、肝郁，也与生活习惯密切相关。饮食过于油腻、辛辣或思虑过度都可损伤脾胃，导致脾失健运，无法运化水湿，聚湿生痰从而表现在眼部。熬夜、心情抑郁、急躁等可导致肝郁化火，火热上蒸头部，产生脂肪粒。

既然脂肪粒的产生与生活习惯息息相关，那么平时我们该如何防治呢？

日常护理

注意眼部清洁，适当增加去角质的次数，以保证皮肤正常的代谢。其次，注意自我护理，不要用手垫或挤压，避免使用含油脂过高的化妆品和类固醇皮质激素。常用温水和含硫或其他脱脂和抗炎物质的肥皂清洗受影响部位。

眼部按摩

涂抹眼霜时，可以进行适当的眼部穴位按摩，选用眼睛周围的攒竹、太阳、睛明等穴位，通过按摩加强肌肤血液循环，防止肌肤脂肪粒的生长，还可以光滑肌肤。

饮食调理

脾虚患者，少吃甜食、海鲜、动物脂肪和刺激性食品，多吃蔬菜、水果，多喝水，保持良好的胃肠功能；适量饮用柠檬水，柠檬水味酸，可以增强肠胃的蠕动，帮助消化的同时能有效将肠道内多余油脂排出，防止肌肤脂肪粒的生成；平时常喝玫瑰水，有理气解郁，促进代谢之功效，有助于皮肤健康。

导引锻炼

保持健康的生活习惯，不熬夜，勿过度使用眼睛。多锻炼，例如瑜伽、八段锦、太极拳等，达到调理全身的目的，加快皮肤代谢。

中医治疗

如果碰到久久不去的脂肪粒，千万不要用手去挤哦。在中医院部分科室会有针对性强的中医治疗手段，如火针、面部微针、中药面膜等。

火针也称火烙法。将针头放在酒精灯上烧热，然后拿烧烫的针头快速在脂肪粒中央点一下，让脂肪粒脱落，与激光的原理相似。小的脂肪粒一次就能解决，待新皮肤长出后，使用由中药熬制的中药水将一次性面膜纸浸湿，湿敷在脸上，使皮肤修复如常（需要专业中医师指导，并在严格消毒条件下操作）。

针灸通过作用于特定穴位，让面部气血循环加速，增加新陈代谢，可同时改善脂肪粒等面部问题。在外治的同时选择健脾疏肝、化痰祛湿等中药方进行内调，以达到"内外兼修"，改变自身的整体状态，从根源上改善问题。

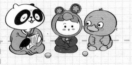

眼周脂肪粒不仅是眼部皮肤问题，更能反映出整体健康状态的改变。爱长脂肪粒的小仙女们，可要注意"内外兼修"哦！

牙疼不是病，疼起来真要命

有句老话说得好："牙疼不是病，疼起来真要命。"很多小伙伴年纪轻轻就开始牙疼，常常痛不欲生。

由于各种原因引起的牙齿疼痛统称为牙疼，是口腔疾患中常见的症状之一。常见引起牙疼的原因分为牙源性和非牙源性。

牙源性牙痛主要是由急性牙髓炎、急性根尖周炎、牙周脓肿、智齿冠周炎等疾病引起。

非牙齿本身疼痛引起的牙痛称之为非牙源性牙痛。非牙源性牙痛的原因很多，如与牙齿邻近的颌面部组织器官的病变、神经性疼痛以及部分全身疾病等。

古代的中医对于牙痛有着深刻的认识和许多治疗方法，《史记·扁鹊仓公列传》就记载了西汉名医仓公淳于意治疗齐中大夫牙痛的事迹。

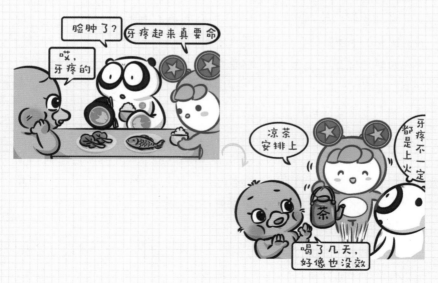

牙痛除了因为遇到冷、热、酸、甜等刺激而发作，还有着内在因素。中医认为，牙痛常与胃、肾有关，外感风热、风寒，或胃热、肾虚等原因，都有可能引起牙痛。

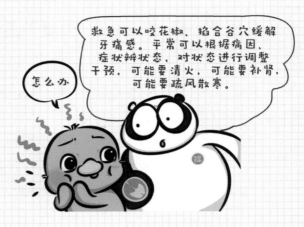

如果牙痛的时间较短，是最近几天才突然出现的，还有牙龈红肿，或是发热、怕冷等表现，牙痛的部位遇冷可以稍微缓解的，可能是风火牙痛。

同样是出现时间短，但牙龈没有红肿，牙痛的部位遇热可以减轻，遇冷反而加剧，还有怕冷等症状，可能是风寒牙痛。

要是牙痛比较剧烈，还出现牙龈红肿甚至流脓血，伴有口臭、口渴、便秘、小便黄的，可能是胃火牙痛。

如果牙痛反反复复很长时间了，牙齿隐隐作痛，甚至有些松动，牙龈稍微有点红肿，久而久之出现牙龈萎缩，或有头晕、耳鸣、腰膝酸痛、咽干舌燥等症状的，可能是肾阴不足引起的虚火牙痛。

牙疼急救怎么办

花椒性味辛温，有局部麻醉、止痛之效，可以将大蒜、生姜或花椒洗净放在牙疼部位嚼两下，亦有细辛（具体用量请咨询中医师）煎煮后含服漱口之法。按压合谷穴可缓解急性牙痛。

牙疼反复发作

如果常被牙痛困扰，及时就医、选择合适的治疗方法最为妥当，中医在治疗牙痛方面效果明显、方法多样。

1. **药物治疗。**根据牙痛的原因、症状表现不同、状态差异，灵活处方用药，临床效果明显。

2. **针刺及耳穴疗法。**除按压合谷穴可急效治牙疼外，上牙痛者，可点按或针刺少阳经上的穴位及下关穴；下牙痛者，可按压或针刺阳明经的颊车穴、下关穴，以泻胃火。选取三焦、神门、上下颌、肾上腺牙痛点、拔牙麻醉点等耳穴，用王不留行籽固定按压，有通调气血、清热泻火、镇静止痛之效。

牙痛的预防与牙齿保健

《诸病源候论》说："食毕常漱口数过，不尔，使人病龋齿。"牙痛的产生和不良的生活习惯分不开。平时我们要注意口腔卫生，每天早晚刷牙，饭后记得漱口，可以用野菊花、金银花、薄荷、蒲公英等泡水含漱。可清除口腔异物与异味，保护口腔卫生。

还可以通过叩齿运动来强健牙齿，《抱朴子·内篇》中提到："早晨叩齿三百下，永不动摇。"叩齿时宜端坐或躺着，闭口闭目凝神，舌头抵住上腭，双手叠放于肚脐上，自然呼吸。先叩臼齿，再叩门齿，各36下，反复3次，叩毕将口中津液鼓漱12次，分3次咽下，不可吐掉，叩齿力度根据牙齿健康状况而定，长此以往可有健齿强身之效。

饮食方面也需要注意，少吃辛辣油腻生硬食物。经常牙痛的小伙伴要避免吃过冷、过热，或者过酸、过甜的食物，避免牙齿受到刺激，诱发牙痛。

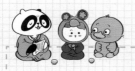

牙口好，生活才能好。加强牙齿卫生保健，做一个"伶牙俐齿"的青年吧。

口臭不敢见人，咋办

人与人之间的沟通交流是每天工作生活的日常行为，但有的小伙伴却不敢和他人近距离接触交流。这个难言之隐就是"口臭"。因为口臭不敢与他人近距离交往，从而产生自卑、敏感等心理，影响正常的生活交流，令人十分苦恼。

古代也有类似的情况，许多官员在皇帝面前奏事时，嘴里都会含嚼丁香来除口臭，以免因口臭给皇帝留下不好的印象。

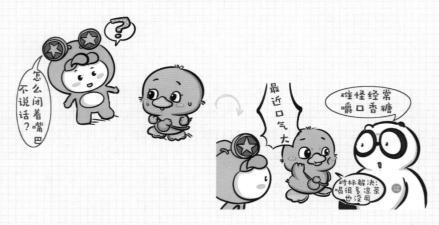

如此让大家恐惧和不堪其扰的口臭，究竟是怎么回事呢?

现代医学的认识

1. **生理性口臭**。进食刺激性气味的食物，如大蒜、葱以及饥饿或女性生理周期都可能会出现生理性口臭。

2. **病理性口臭**。病理性口臭可以分为口源性和非口源性两种。

口源性口臭：大部分口臭与口腔内因素有关，如牙周病、龋齿、坏死性口炎及坏疽性口炎、口腔干燥症、口腔溃疡、义齿等。

非口源性口臭：主要由患者系统性疾病所致，主要有呼吸系统（鼻窦炎、鼻炎等）、消化系统（胃炎、肠炎、肝脏疾病等），一些全身疾病等。

3. 精神性口臭。这种就是自觉呼吸有味，但别人未能发现，临床检查也不能发现任何引起口臭的原因。简单而言就是"我觉得我口臭系列，其他人都感觉不到"。

中医学的认识

中医学认为，"口臭，由五脏六腑不调，气上胸膈"。简而言之，口臭的产生是因为脏腑功能失调，所产生的浊气上出于口"脾气通之于口"，口臭产生多涉及脾胃二脏。

上火是引起口臭的重要原因，比如有些人胃火旺就会出现口臭，还可能伴有口腔溃疡、牙龈肿痛等，有些人口臭可能是因为脾胃中有湿热，往往伴有口苦、大便不成形、舌红苔黄腻等症状。

但不是所有的口臭都跟上火有关，比如食积也会引起口臭，这类人一般口中会发出酸腐气味，打嗝的时候更明显。因此，有口臭的人，有时候喝凉茶也解决不了问题。

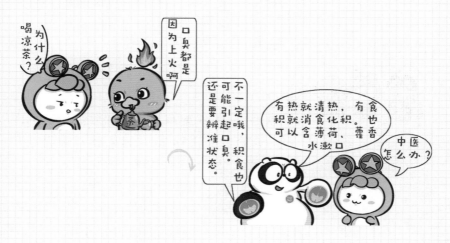

对于口臭严重的人群，建议寻求专业医师的帮助，在专业指导下，针对自身不同的健康状态解决口臭问题。

除了内服中药外，中医还可以提供一些特色疗法。

含漱剂

口臭较轻的朋友，可以自制清香含漱剂。制作方法：薄荷、荷叶、佩兰、茶叶各适量，开水冲泡放凉后，口腔含漱。

茶饮

饮用竹叶茶（鲜竹叶、绿茶）、菊桂花茶（菊花、桂花）对于由湿热、胃火引发的口臭患者有一定作用。

饮食调理

用藿香、粳米熬成藿香粥，有明显的芳香化浊的作用，对于湿热口臭有一定效果；也可以用薄荷、粳米熬成薄荷粥，有更明显的清新口气的作用。

针刺疗法

可以根据健康状态，选取地仓、内庭等为主穴。胃火旺，可以加厉兑；食积可以加中脘、足三里等。每日一次，留针 30 分钟。

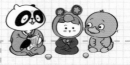

在生活中避免口臭，要记得做好口腔卫生，勤漱口，同时注意清淡饮食，避免暴饮暴食，保持心情舒畅，就可以放心地和人交流啦。

冬病夏治，中医大智慧

凛春已过，夏日正炎，窖藏一冬的"寒"也该见见阳光了。

冬病夏治逐渐成为一种流行的养生方式。到底什么是冬病夏治呢？哪些人适合冬病夏治呢？冬病夏治有哪些方法呢？

什么是冬病夏治

冬病就是指一些容易在冬天发作或者加重的疾病；夏治就是在机体和自然阳气最旺盛的时候（一般是指夏天的三伏时节，这一阶段机体及自然界阳气最旺盛），有冬病表现的人群可以趁着夏日阳光充沛，抓住时机补充人体的阳气，提高机体的抗病能力，从而使冬病减轻甚至消失。

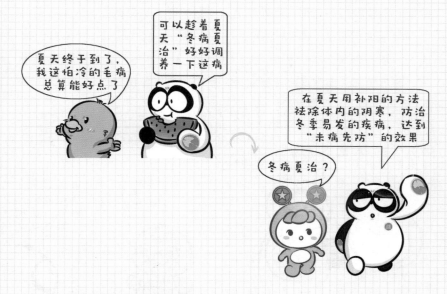

冬病夏治是基于《黄帝内经》中"春夏养阳"的理论。春夏之际，自然界阳气升发，人顺其而养生，可护养体内阳气。

那为何要养阳？"阳气者，若天与日，失其所，则折寿而不彰。"阳虚者，体弱易病，寒湿容易入侵人体，这也是"冬病"的根源。

冬病夏治，其原理有三：一为"攻邪学说"，夏日阳旺，为攻体内寒邪、饮邪最佳时期；二为"储阳学说"，春夏为阳，是储蓄体内阳气的佳期；三为"五行学说"，四时相胜，以长夏之土，克冬之寒水，生秋之肺金。

简单来说，冬病夏治就是根据中医"天人相应"的观念。夏天是天之阳旺之际，也是人的阳气、经络血气流注最旺之时，借天阳以助人阳，二者携手共退阴邪，温阳祛寒除湿。

哪些人或者疾病适合冬病夏治

冬病夏治尤其适合阳虚状态的人，这类人常有面色苍白、畏寒怕冷、经常性腹泻等表现。此外也适合一些实寒、寒湿状态的人。

生活中常见的一些慢性疾病，如哮喘、过敏性鼻炎、荨麻疹、肩周炎、风湿性关节炎、慢性腹泻、痛经、不孕症等，在专业医师指导下，若辨为寒、虚寒或寒湿等状态，就可以进行冬病夏治了。

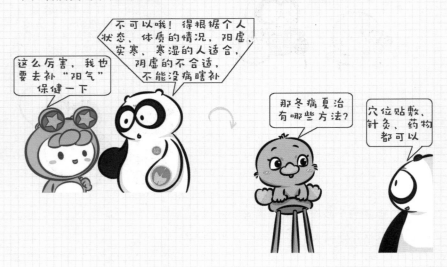

说了这么多冬病夏治的好处，想必大家都跃跃欲试。但要强调的是，并不是所有人都适合用补阳的方法。阴虚状态、实热状态就不太适合使用冬病夏治的方法，恶性肿瘤、孕妇、3岁以下的小孩、感冒发烧等也是冬病夏治的禁忌范围。

冬病夏治的方法

冬病夏治的方法很多，其中最具有代表性的治疗措施为三伏灸。

《黄帝内经》言"药之不及，针之不到，必须灸之"，其中以三伏灸为特色。三伏是初伏、中伏、末伏的合称，是一年中最炎热的时候，敷以辛温、逐痰、走窜、通经平喘的药物来温阳攻邪。一般来说，疾病不同，所选取的穴位也不同。

除了最广为人知的三伏灸外，内服药物、药膳、温针也都是常用的方法，甚至晒太阳也是冬病夏治的好办法。

冬病夏治治疗期限较长，往往需要3~5年才有明显的效果。冬病夏治虽好，但也有一些需要遵守的禁忌不能松懈，如饮食上忌食生冷、油腻等食物。同时冬病夏治一定要严格把控适应人群，不可胡乱治疗。

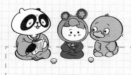

夏天来了，保持健康的身体状态，才能享受快乐生活。

冰镇西瓜、饮料、冰激凌……
小心你的肠胃抗议

夏天到了，气温慢慢变得炎热起来，许多"吃货"小伙伴们迫不及待地开始享受夏天特有的"美食"，雪糕、刨冰、西瓜、冰镇饮料……冰凉解暑好不快活。

但快活过后，肚子就要受罪了。很多小伙伴一吃冰冷的东西，就开始肚子痛、拉肚子。这是因为吃多了寒凉食物，影响到了脾胃。

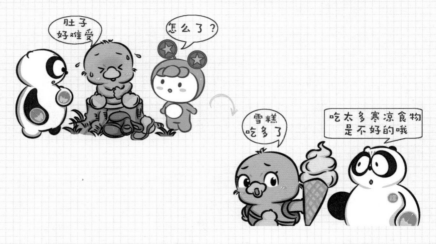

吃冷饮可不是我们现代人的专利，《东京梦华录》中记载了北宋时的东京汴梁就有贩卖"冰雪甘草汤""冰雪冷元子"等各种冷饮。《宋史》记载，南宋皇帝宋孝宗就曾经因为"饮冰水过多"而拉肚子。礼部侍郎施师点还劝谏说，作为君王不应该随意放纵自己。

中医认为，寒凉伤胃。经常吃寒凉的食物，寒邪容易凝聚于脾胃，长此以往，会损伤脾胃的阳气，导致脾胃虚寒。

怎么分辨自己是不是属于脾胃虚寒呢？脾胃虚寒的主要症状有胃隐隐作痛，喝热水或吃温热食物可以缓解，吃寒凉食物或受凉后容易肚子痛加重或拉肚子。同时，还可能有食欲下降、精神疲乏、大便不成形、四肢不温等症状。

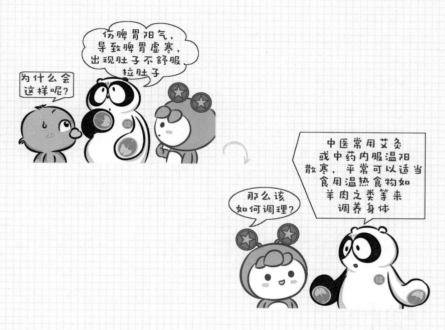

中医针对脾胃虚寒，也有多种调理方法。

饮食调节

脾胃虚寒的小伙伴，首先要做的就是避免吃寒凉的食物。除了冰激凌、刨冰、冰镇饮料等冷饮，还有西瓜等凉性的水果以及凉拌菜、罐头、生鱼片等凉的食物也要尽量少吃。在日常吃的饭菜中，可以适当加生姜、八角、丁香等有温中散寒功效的香料，或者加一些山药、黄芪等有补益脾胃作用的药材，也可以吃一些羊肉等温热的食物。

艾灸

艾灸具有温通经络、祛散寒邪的功用，所以对于脾胃虚寒的人，艾灸也是十分有效的。艾灸中脘、足三里、关元、神阙、天枢、脾俞、胃俞等穴，可以治疗脾胃虚寒引起的腹痛、腹泻。艾灸时，将艾条点燃，悬于皮肤上 2～3cm，一般每处灸 10～15 分钟，以皮肤有温热感而无灼痛感为宜。长期脾胃虚寒的小伙伴，也可以通过做三伏灸来进行调理。

中药内服

脾胃虚寒的症状比较严重的小伙伴，就要考虑通过服中药来调理了。通过专业中医师的辨证施治，中药对于治疗脾胃虚寒所引起的反复腹痛、腹泻等效果也是很好的。需要注意的是，一些具有清热降火功效的中药材制作的凉茶，脾胃虚寒的小伙伴们不适合饮用哦。

夏天天气炎热，冷饮虽然美味又解暑，但小伙伴们要控制住自己。不要因为贪吃、贪凉，让自己的脾胃受罪哦。

如果肚子闹得厉害了，也应当及时求医。保护好自己的脾胃，有健康的身体，才能有一个幸福的夏天。

热！热！热……
我能一直待在空调房里吗

枯藤老树昏鸦，空调 Wi-Fi 西瓜。

随着气温逐渐升高，人们对于空调的渴望也在增加，甚至戏称："我这条命都是空调给的。"

吹空调固然凉快，但也要注意使用方式，别因为吹空调导致生病。

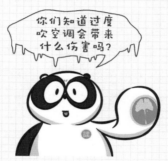

你们知道过度吹空调会带来什么伤害吗？

面瘫——现身说法

52 岁的张女士因天气炎热，满头大汗，浑身都湿透了，回家后立即坐在空调对面，凉风迎面而来，感觉十分惬意。不过一会儿她便感觉右侧脸和脖子有些发僵发麻，结果到了第二天，发现右脸发麻，右眼闭不上，喝水往外漏，刷牙闭不上嘴巴。遂到某中医医院康复医学中心就诊，被诊断为面瘫。

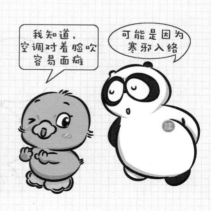

我知道，空调对着脸吹容易面瘫

可能是因为寒邪入络

面瘫，中医又称"口僻""吊线风"，常因感受风寒而引起，过去在冬季多发。现在，随着空调的普及，夏季的发病率显著提升。

面瘫患者多出现患侧眼睛闭合不全，患侧面部麻木、松弛，甚至口角流涎。

中医治疗面瘫以针灸为主，取穴常用颊车、地仓、合谷等穴，同时配合口服中药，以及面部按摩，对于治疗面瘫具有很好的效果。

咳嗽——现身说法

市民王先生感冒了很长一段时间，好不容易好了，却又开始咳嗽，吃了很多止咳药、抗生素，但效果甚微。去医院检查，也没有发现什么异常。渐渐地，王先生发现咳嗽很有规律：一开空调就不停咳嗽；把空调关上，不一会儿咳嗽就能缓解。

空调就像是王先生的开关，其实不只是王先生，很多人都有这样的烦恼。

中医认为肺为"娇脏"，容易受到外界的侵袭。空调过滤网长期不清理，就会堆积大量的灰尘、杂质。吸入这些"脏东西"，再加上过低的温度刺激，就会导致咳嗽，以干咳无痰、喉咙干痒、遇寒咳嗽加重为主要表现。

如果症状较轻，可以通过调节适当的温度，清理过滤网来改善。如果病情较重，可在专业医师指导下，通过艾灸、中药等方法进行治疗。

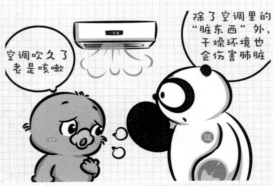

腹泻——现身说法

最近有一位姓朱的患者，平时很少在外就餐，但她却持续3个月排便不正常，容易腹痛腹胀，而且经常排稀便，有时甚至呈水样。她自己服过止泻药和抗生素，都没有什么效果，粪便检查也没有发现什么异常。最后发现，她所在的写字楼内中央空调入夏后一直马力十足，而她本人又比较贪凉，从来不在乎多加件衣服，结果肠胃便"激动"起来，开始腹痛腹泻。

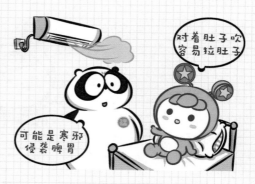

类似这样的病例比比皆是，夏季也是腹泻的高发期。除了冷饮，空调是另外一个重要病因。中医认为脾胃为水谷运化之源，寒邪侵袭脾胃，脾胃运化功能失调，就容易导致腹泻。

这时候要注意腹部的保暖，姜汤、红糖水可帮助暖胃。同时，要注意饮食的调理，禁食辛辣生冷的食物，以清淡为宜。如果腹泻严重的话，建议前往医院就诊。

感冒、关节疼痛——现身说法

"应该是我在办公室吹空调吹的。"患者王先生称。他平时很怕热，这几天外边温度又这么高，所以他就躲在空调屋里没怎么出门。王先生说，在单位里边，他就坐在空调下边，而且把温度调在了18℃，可能是外边太热了，屋子里边冷，一冷一热就感冒了。

进入夏季之后，办公室空调开得猛，李女士在里面坐久了，就感觉冷，近期还出现了双膝关节酸胀、左膝轻微肿胀的症状。去医院检查被告之为"急性膝关节滑膜炎"，导致其患病的原因竟是长期吹空调。

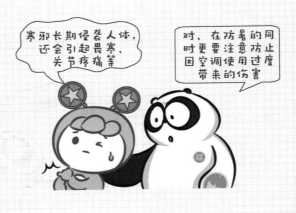

寒邪长期侵袭人体，还会引起畏寒、关节疼痛等

对，在防暑的同时更要注意防止因空调使用过度带来的伤害

出现这两种情况，可以尝试通过喝热白粥祛寒，或艾灸温经散寒。如果情况十分严重，则需要及时就医。

空调是降暑神器，但使用不当也会造成很多问题。中医主张顺应四时，夏季应当适当出出汗。夏天使用空调时，温度不宜过低，时间不宜过久，更不能对着身体吹，要定期清理过滤网。如果出现身体不舒服，就要控制空调的使用，积极就医，切莫因贪凉而伤害身体。

夏天运动，出汗越多越好吗

　　夏天是运动的最好季节，很多人在公园、健身房或球场上挥汗如雨，既能达到健身和减肥的目的，又能加快人体的血液循环和代谢过程，保持身体活力。

　　俗话说"伏天汗不流，病来急白头"，有人认为出汗有排毒的作用，所以夏天运动出汗越多越好。然而，有些小伙伴呼哧呼哧流了一身汗，不仅没有精神起来，反而头晕目眩了。这是怎么回事呢？

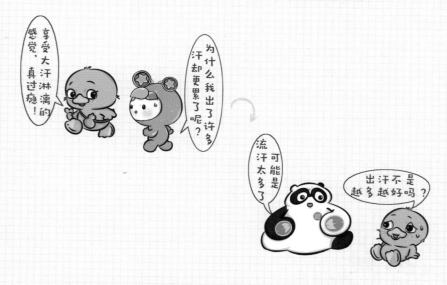

　　中医认为，"阳加于阴谓之汗"，出汗需要阳气和阴精的共同参与，出汗过多会损伤人体阴阳。血汗同源，"汗为心之液"，过度出汗会造成心气不足，出现心慌胸闷、乏力困倦等症状。严重者会气随血脱，造成脱水、晕厥等急症。

现身说法

一名 28 岁的年轻小伙在高温天气下踢足球，本来身体挺结实的他，在球场里跑着跑着，突然感觉越来越疲惫，四肢乏力，站立不稳而晕倒。大伙手忙脚乱地把他送往附近医院急诊科救治。急诊医生称，由于高温天气运动出汗过多，导致他出现低钾血症，严重者可能会诱发恶性心律失常，甚至出现心脏骤停。

如何预防过度出汗

1. 不宜过长时间运动，高强度运动以不超过 30 分钟为限，避免中暑，运动过后应及时补充淡盐水或水分。

2. 在运动后尽量不食用冷饮。

3. 夏季气温高，可以选择在上午 10 点前和下午 5 点后进行户外活动，让身体感受大自然的温度。老年人对高温环境适应性较差，外出锻炼最好选择早晨这个时间段。

4. 夏季大量出汗后气短倦怠、口渴多汗，因暑热而伤津耗气者，可选用党参、麦冬、五味子等生津止汗之药，沸水冲泡代茶饮用，可起到益气养阴的作用。

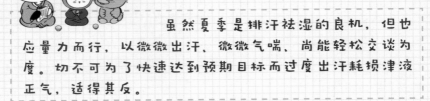

虽然夏季是排汗祛湿的良机，但也应量力而行，以微微出汗、微微气喘、尚能轻松交谈为度。切不可为了快速达到预期目标而过度出汗耗损津液正气，适得其反。

秋意浓，总流鼻血可不行

　　流鼻血在日常生活中很常见，尤其秋季空气干燥时，更易发生。这不，中秋节这天，咚咚和河洛、团宝一起赏月过节，刚吃了两口月饼，鼻血就止不住了。

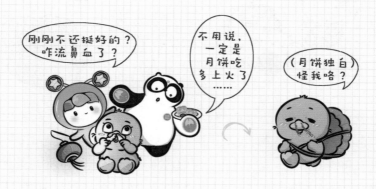

　　从中医角度来看，鼻是肺的"门户"，肺属秋，秋多燥，而秋季多发鼻血，常见原因大多因为天气干燥加上饮食偏热，容易使燥火犯肺。肺热随气机上行，刺激鼻黏膜"迫血妄行"，使得燥血从鼻而出，若四季均容易流鼻血，除了肺热，还应考虑胃热、肝火等原因。尤其对于6岁以下的孩子，肺、胃功能还未强盛且鼻黏膜脆弱，更易受到干燥天气及辛热饮食的影响，因燥热而流鼻血。

　　不过，流鼻血虽跟"火"有关，但也分"实火""虚火"。偶发、短暂、鼻血颜色鲜红，多属实火；频发、长期、鼻血颜色淡红，多属虚火。虚火原因多由阴虚火旺导致，常伴有其他症状，如睡眠差、多梦、神疲乏力、心悸等。除此之外，流鼻血还有可能是因为气虚，或者某些全身性疾病导致。由此可见，流鼻血的原因很多，如果经常流鼻血，需要及时寻医查找原因，避免进一步的损害。

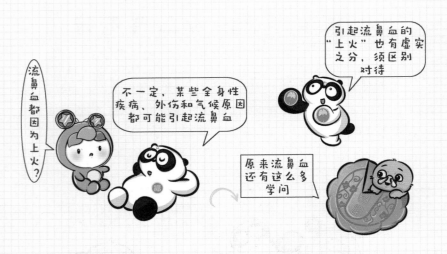

流鼻血都因为上火？

不一定，某些全身性疾病、外伤和气候原因都可能引起流鼻血

引起流鼻血的"上火"也有虚实之分，须区别对待

原来流鼻血还有这么多学问

中医强调"急则治其标，缓则治其本"，突发流鼻血应采用冷敷、压迫止血、鼻内填塞等外治法止血，然后再对症治疗。对于天气干燥、肺热引起的流鼻血，能明显感受到燥热与口干舌燥，这时应注意滋阴降火，用诸如芦根、百合、沙参、雪梨等清热润肺之物来煲汤；若由胃热引起流鼻血，平时就要注意少吃辛辣食物，同时可食用绿豆粥清胃火。同时，芦根、石斛、麦冬、玉竹、甘蔗等都有清胃养阴的功效；针对肝火旺引起的流鼻血，血压偏高或者平时容易发脾气，可选用桑叶、菊花、夏枯草等清肝降火，最重要的是平时注意情志调养与规律睡眠。

秋风渐起，天气转凉，空气越发干燥，爱流鼻血的小伙伴们，快快行动起来，润燥保健走起！

秋燥干咳就吃梨？错

有小伙伴问团宝，为什么一入秋，整个人都不好了？总是莫名地感到干燥，咽干、鼻干、嘴巴干、皮肤干，有时因为嗓子干痒，会咳到停不下来。

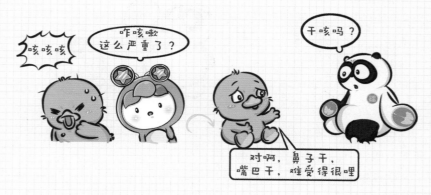

秋天咳嗽，可能或多或少都和"秋燥"有些关系。"燥"为外感六淫之一，是秋天的主气，故称为"秋燥"。燥邪伤人，以耗伤津液为主，"秋季乃肺金当令之时"，当秋燥伤肺时，就会出现"诸涩枯涸，干劲皴揭"的一派燥象，常见表现为口鼻干燥、干咳少痰、皮肤干燥等。

有人说，应季水果预防应季疾病，每天一个梨，秋燥远离我。其实，吃梨不一定管用哦！燥邪有凉燥和温燥之分，一偏于寒，一偏于热，临床表现和治法也有区别。

凉燥的临床表现为头痛、发热、怕冷、无汗、鼻塞，有点像受寒受风引起的感冒，再加上唇燥咽干、干咳连声、胸闷气逆、两胁窜痛、皮肤干痛、舌苔薄白而干等症状。

温燥的临床表现为头痛身热、干咳无痰、咳痰多稀而黏、气逆而喘、咽喉干痛、鼻干唇燥、胸闷胁痛、心烦口渴、舌苔白薄而燥、舌边尖俱红等症状。

梨味甘性凉，具有生津润肺、清热化痰的作用，更适合于温燥，对于凉燥可能没有很好的效果。而且过食可能还会加重咳嗽。治疗凉燥可酌情加一些性温之品，如紫苏、生姜、杏仁等。

那么该如何应对秋燥呢？

> 燥有温燥、凉燥之分，秋梨更适合前者

> 如果是凉燥再单用秋梨就不大合适了，可以酌情加点紫苏

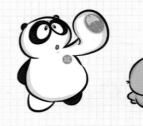

饮食方面

秋季对应五脏为肺，主白色，多食一些白色食物可以养阴润肺，缓解秋燥，如银耳、杏仁、莲藕、白萝卜等。

适当运动

秋季气候宜人，最宜运动。运动锻炼不仅能够强健体魄、提高身体素质，还有利于人体气机的升降，包括肺气的肃降，对确保肺脏"诸气之本"作用的发挥十分有益。

调节情绪

秋天容易引起悲愁、忧郁的情绪，这就叫"悲秋"。悲秋，是人们对自然现象的一种正常反应，一般没有太大问题。但如果调养不当，悲秋过度，就容易引起抑郁症及其他疾病。所以秋季要注意调摄精神，远离悲秋。

睡眠起居

秋季连绵多雨，凉意渐浓，易患重感冒，患关节炎、腰腿痛、溃疡等病者病情加重。因此，入秋以后睡眠时应注意保暖，不可裸腹，不可卧凉榻，衣物增减应随天气变化而定；要保证充足的睡眠，心情要安

逸、宁静，这样可以收敛神气，使肺气不受秋燥的损害，从而保持肺的清肃功能。

针灸治疗

可针刺列缺、合谷、风池、鱼际、孔最来治疗秋燥引起的咳嗽。

中药内服

秋季干咳的原因如果是凉燥，可以用些杏仁、苏叶、半夏、茯苓之类；如果是温燥，可以用些桑叶、杏仁、浙贝母、白梨皮等。

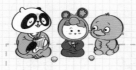

咳嗽不可怕，可怕的是不能对症下药。如果长期咳嗽不停，大家还是要尽快找医生诊治哦！

拿什么拯救你，我皲裂的皮肤

秋高气爽，天气开始干燥，很多北方的小伙伴开始被一个不大不小的问题困扰着，那就是皮肤皲裂！除了干燥脱皮，还会发痒，越挠越干，越干越痒，这可怎么办呢？

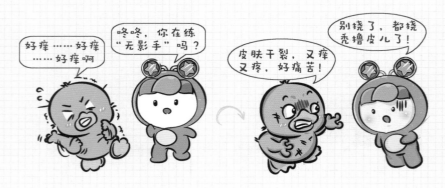

皲裂部位除了脚底，最常见的是小腿前，也就是医学上常说的"胫前"。很多人皮肤开裂了会使用润肤膏，但见效并不明显且容易反复，久而久之就习以为常了。其实很少有人知道，皮肤皲裂也是身体状态异常发出的信号！

中医认为，人体内的阴血有滋润皮肤的作用，秋天人体气机向沉降、收敛过渡，外面天气也变得干燥，体质有偏颇的人很容易适应不了这种变化，从而出现皮肤干燥、脱屑、瘙痒的症状。出现这种情况一般与秋燥相关，除此之外还和血虚、阴虚、血热相关。阴虚血热、血虚生风、风燥夹杂就容易引起瘙痒、干燥、皲裂，还常伴有口干舌燥、咳嗽、盗汗、大便干结、心烦失眠等问题。因此皮肤皲裂干痒的治疗非常重要，"对症下药"才能事半功倍。除了必要的润肤护理，针对不同原因引起的皮肤皲裂还需要根据状态进行治疗。

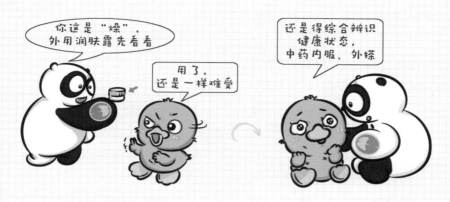

皮肤干裂的自我疗法

对于阴虚、血热、风燥的人，治疗以滋阴凉血、消风润燥为主，选择滋阴润肺的食物可以缓解皮肤干燥，如蜂蜜、梨、荸荠、甘蔗、红白萝卜、苹果、香蕉等生津止渴的食物；亦可选用沙参麦冬炖瘦肉粥、百合雪梨汤等食疗方法。

对于血虚生燥的人，可以吃些红枣、龙眼肉等有补血功效的食物；外用可用夜交藤，有养血、滋阴、安神、祛风、通络的效果，对于皮肤瘙痒有明显的疗效。具体方法：准备夜交藤100克，水煎取汁，倒入浴盆中清洗皮肤，每天一次，坚持半个月。

医生能帮你做什么

如果小伙伴有很严重的皮肤瘙痒、皲裂问题，可以到正规医院治疗。

针灸：选取血海、风池、曲池、悬钟、阳陵泉等穴，养血疏风，效果明显。

中药治疗：根据状态辨识的结果，请中医师处方用药，血虚的患者可以用生地黄、熟地黄、赤芍、白芍、天冬、麦冬、当归等；如果是阴虚血热的患者可以用生地黄、牡丹皮、玄参、紫草、石斛等。具体的用法用量一定要咨询中医师哦!

耳穴:可以选取交感、内分泌、肾上腺、肺以及与皮肤皲裂发生部位相应的耳穴,都有一定疗效。

皮肤干燥瘙痒的日常保健

1. 中医讲究顺时养生。秋季主肺,除了早睡早起,顺应季节更换的昼夜长短变化来改变作息,"秋冬养阴"也是必要的养生措施。

2. 在干燥的秋季,多喝点百合水不失为一种简单有效的润肺方法。

3. 少吃辛辣刺激的食物,否则食物会耗伤人体津液,加重秋燥对身体的影响。

4. 洗澡勿太频繁。为了缓解皮肤干燥、瘙痒,不少人增加洗澡次数,进入一个恶性循环:一旦皮肤保护层破坏,会加速水分流失,干燥瘙痒会更加严重。

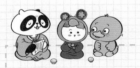

秋天气候干燥,除了皮肤皲裂干燥,还需要注意预防常见的皮肤过敏性疾病。注意润肤、除燥,让皮肤嫩起来!

英雄常气短，是儿女情长在作怪

霜降时节，随着天气越来越冷，人们身上穿的衣服也越来越厚了。有些小伙伴开始觉得气短胸闷，还有些人认为自己身体虚，于是疯狂进补。那么问题来了：气短到底是因为衣服穿多了，还是因为"英雄气短"了？

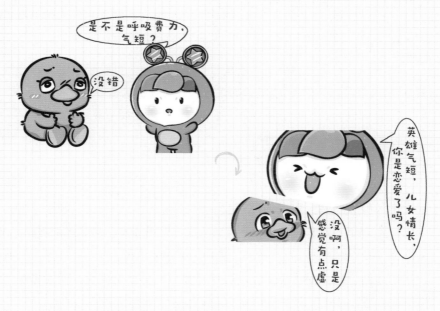

其实，气短可能是因为短气，短气又分为实证和虚证。如果是虚证，可以适当进补，如果是实证，就要理气、化瘀和化痰。《医宗必读》中提到："短气者，呼吸虽急而不能接续，死喘而无痰声，亦不抬肩但肺壅而不下。"症状上表现为自觉呼吸短促而不相接续。短气出现的原因可能是体弱、久病，也可能是痰饮、气滞、瘀阻。所以短气不能随意吃补药，如果是实证的话，狂吃补药也有可能出现相反的后果哦！

如何判断短气的虚实

实证：突然发病，伴有胸腹胀满，呼吸急促，语音高亢；多由于痰食内阻，影响气机升降所致。

虚证：久病，常伴声低息微，形疲神倦，多由于元气大虚所致。

从现代医学来看，短气可能是一过性气短，属于生理性短气，可能与伏案工作、姿势问题相关；也可能是病理性短气，与肺部疾病、心脏疾病、贫血等慢性疾病有关。

改变生活习惯，预防短气

1. 平时应注意体育锻炼，不要进行剧烈运动，可以轻微地做些有氧运动，以便肺、气管、支气管的迷走神经的紧张状态得到缓和。

2. 加强营养，避免精神刺激，避免感冒和过度疲劳等。

3. 戒烟，以免影响肺部功能。

4. 远离空气污染，多呼吸新鲜空气。

中医有哪些治疗短气的方法呢

针灸治疗：选用气海、膻中、足三里；根据虚实不同可以加膈俞、太冲、丰隆、中脘、心俞、脾俞、太白、太溪等穴位。

中药治疗：根据状态差异，选择补肺益气、温阳化饮、理气降逆等不同方药，具体可请中医师进行辨证论治。

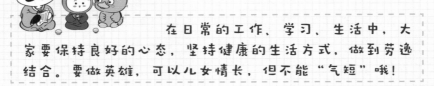

在日常的工作、学习、生活中，大家要保持良好的心态，坚持健康的生活方式，做到劳逸结合。要做英雄，可以儿女情长，但不能"气短"哦！

眼睛干涩、看不清，是不是近视又加深了

身边有小伙伴反映，一到秋天眼睛就干涩，有的甚至视力下降，眼部充血、痒感、畏光等，"心灵之窗"变得脆弱敏感。

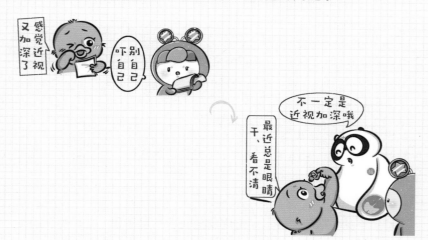

导致眼睛干涩、视力模糊的原因有很多，如气候原因、用眼过度、肝脉失养等。眼睛是经络、脏腑状态的反映，《黄帝内经》说，"诸脉者，皆属于目"，"五脏六腑之津液，皆上渗于目"。霜降节气，"燥"邪最盛，秋燥消灼津液，津液上渗不足，所以眼睛容易干涩模糊。

中医认为，久视伤肝，肝气通于目，肝和则目能辨五色。随着电脑、手机等电子产品的普及，人们用眼不断增加，加之不注意用眼卫生，也导致了眼睛干涩、视力下降。在日常生活中可以选择中医的内服、熏蒸、穴位按摩等方法，让眼睛"润一润"。另外，年老体衰、肝阴不足是老年人眼睛干涩、视力模糊的主要原因。

现身说法

丘先生 30 岁，是一名建筑设计师，每天用电脑时间常超过 8 小时。一个星期前，他感觉眼睛干涩不舒服，滴了眼药水也不见效，后来眼睛开始红、肿、痛，出现异物感。到眼科医院检查，确诊得了干眼症，病因就是长时间使用电脑。

近年来，干眼症患者逐年增加，尤其到了秋天，眼睛的泪腺、皮脂腺分泌减少，空气中水分含量降低，干燥的空气与变化的温度增加了眼睛的不适感。那么，应当如何预防和减缓眼睛干涩呢？

注意用眼卫生

每用眼 1 小时，让眼睛休息 15 分钟。尽可能减少佩戴与角膜直接接触的隐形眼镜、美瞳等。同时，眼与肝关系密切，应尽量避免熬夜、生气和过度劳累。

饮食调理

可选用具有明目、养肝、滋阴功效的中药代茶饮，常用药有菊花、枸杞子、石斛、麦冬等。建议多吃富含维生素 A 的食物，如猪肝、菠菜、南瓜等。

中药熏蒸

针对眼睛干涩、视物模糊，中医还有特色的中药熏蒸法，用烫开的菊花放温后敷于眼睛处，加以轻微揉搓；眼睛不适较甚者，可用金银花 15 克，菊花 15 克，薄荷 10 克，紫草 10 克，蒲公英 15 克，小火煎煮 15 分钟后倒入保温杯，对准眼睛熏蒸 15 ~ 20 分钟，依照个人耐受程度适当调节距离与时间，当心烫伤。若无适当容器，也可用干净毛巾蘸药水热敷。

注意：煮药时间不宜过长，烧开转小火后 15 分钟即可。

按摩针灸

每日按压养老、明眼、凤眼、大空骨、攒竹五穴，每个穴位 2 ~ 3 分钟，能够起到治疗视物模糊、眼睛干涩的效果。注意：按压力度不宜过大，有轻微痛感或酸胀感即可。此外，针灸在治疗眼部疾病方面也有明显效果。

穴位找一找：手背向上，手腕部小指侧可摸到一凸起高骨，沿着高骨向大拇指方向侧推，可触及一骨缝，即为养老穴。明眼、凤眼、大空骨分别位于大拇指指间关节的两侧和中央。眉头内侧端有一隆起，即为攒竹穴。

秋风起，万物燥，小伙伴们很容易出现眼睛干涩、视物模糊的情况。切记不可过分依赖眼药水。要想心灵的窗户明亮动人，关键还是要注意适度用眼、卫生用眼。

春困秋乏，谁偷走了我的精气神

人们常说"春困秋乏夏打盹"。每次入秋，人就容易感到困倦，莫名其妙地疲劳乏力，去体检又并无大碍，问题出在哪里呢？

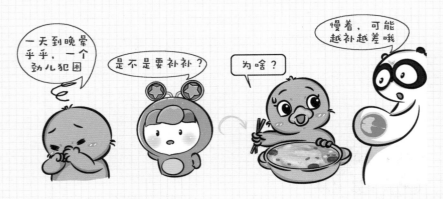

《黄帝内经》认为"天人相应"，春季万物生发，人体清阳也会随之上升，所以倍感神清气爽。但是当体内生发之气过度消耗，清阳不能正常上升，头部得不到滋养，就会出现"春困"。而到了秋天，阳气逐渐收敛，人体气血活动减弱，平时体虚之人此时更容易出现倦怠乏力，就是所谓的"秋乏"。

现身说法

26岁的小曹，年纪轻轻却每天无精打采，一工作就眼皮沉重、倦意十足，即便睡12个小时仍觉得"睡不醒"，工作效率明显下降，对周围的事情不感兴趣，上班驾驶途中曾因"困倦"险些发生车祸。

春季主生长而秋季主收敛，在相反的节气中，人体气血活动都将进行适应性调整，所以"春困秋乏"大多是人体的正常反应。但过度的"春困秋乏"也会给日常生活带来困扰。常感疲劳不一定是因为身

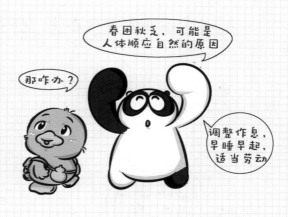

体虚，这跟湿气入体也有关系。因湿气造成的疲倦需要理气化湿，常用的理气化湿药有白术、陈皮、茯苓、厚朴、藿香等。因气虚造成的疲倦才需要补气，常用补气药有人参、黄芪、西洋参、红景天等，需根据不同的身体状态辨证使用。

中医预防春困秋乏的方法

升提阳气：头为诸阳之会。按摩百会、四神聪、上星、眉冲、太阳等头部穴位可激发阳气上升，醒神散乏。

调节情绪：保持心情舒畅是气血畅通的重要环节。春天生机勃勃，人体亦处于兴奋状态，体能消耗增多，对于体虚而耗气太过的人可以听一些节奏慢的音乐来缓解疲倦；反之，到了秋季人体气血活动减慢，秋乏的人可以选择节奏快的音乐来适当兴奋大脑，促进气血流通。

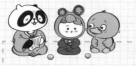

想避免"春困秋乏"，拥有良好的精神状态，就要保持规律的生活方式，增强体质，提高自身适应环境的能力！

没说你胖，你怎么又喘上了

日常生活中，很多人都觉得自己身体很好，什么毛病都没有，但是天气一冷就气喘吁吁，这是为什么呢？

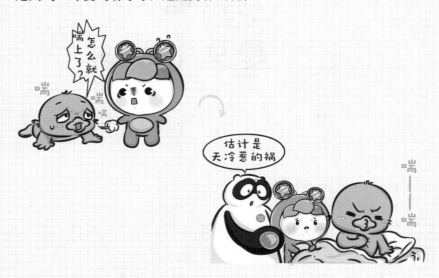

中医认为，气喘的发生主要与肺、肾等五脏功能失常有关。肺主呼吸，有"娇脏"之称，较易受寒邪侵袭。若肺气虚，则气喘易发。《黄帝内经》记载"肾主纳气"，肾虚纳气功能减退，人便呼吸表浅、动则气喘。

天冷气喘加重，可能是由"伏邪"引发。当正气虚弱时，乘虚而入、潜伏于体内，并不立即发病的病邪，就是伏邪。如果平时不注意保护正气，邪气入侵藏于体内，再受寒凉之气一激，各脏腑功能调节失常，就可能触发气喘。天气变换时，要想减少气喘，关键在于避免"伏邪"，强身健体，增强正气。

近日，东北气温骤降，平时身体状况还不错的王阿姨频频气喘，某日凌晨 5 点起来去菜市场买菜，回家后气喘憋闷严重，休息后依旧无法缓解，遂被家属紧急送至医院就诊。

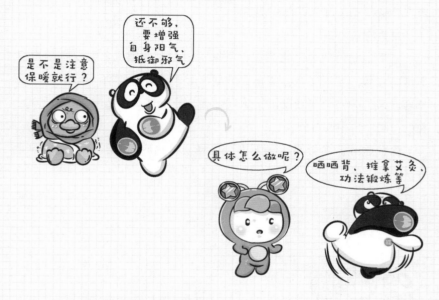

那么，中医有哪些方法可以增强正气呢？

运动健肺

八段锦、太极拳、六字诀等运动，可锻炼身体，增强自身阳气，亦可修身养性、平心静气。气喘病人可练"嘻"字功，方法是在空气清新处站立片刻，尽量吸入新鲜空气，稍顿一下，然后口中发出"嘻"(xi) 音，渐渐呼出浊气。反复 36 次，有"去肺家一切积气""出肺中之浊气"的健肺功能。

值得注意的是，冬季应尽量避免在温度很低的清晨和夜间锻炼，否则很可能适得其反。

药膳食疗

气喘患者还可以根据自身情况，选择不同的中医食疗方法。痰多清稀者，姜汁猪肺糯米饭有祛痰补肺之功效；川贝炖雪梨可润肺化痰，干咳少痰者宜食；若肺脾两虚，可用山药薏苡仁粥补肺健脾；肺肾两虚者应补肺益肾，可食百合核桃粥。

艾灸推拿

艾灸推拿可疏通经络且温经散寒，激发人体阳气，对于气喘也有不错的疗效。可用艾炷、艾条、灸盒等形式，熏灸大椎、肺俞、风门、膏肓、天突等穴位温经助阳、顺气平喘，使用推拿疗法时可点按肺俞、脾俞、膻中、中脘等穴位。

除此之外，冬天多晒晒太阳，也是一种顺应自然、调补阳气的好方法。

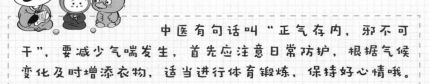

中医有句话叫"正气存内，邪不可干"，要减少气喘发生，首先应注意日常防护，根据气候变化及时增添衣物，适当进行体育锻炼，保持好心情哦。

湿疹难缠，冬天难过

    随着一场场初雪降临各地，冬天来了。与这干燥寒冷的季节一起到来的，还有避之不及的湿疹……

    虽然湿疹不会对身体造成实质性损伤，可一旦瘙痒症状发作，那真是苦不堪言，恨不得在地上打滚。为了对付湿疹，小伙伴们购买各种药物，短期内缓解了症状，可过段时间，湿疹又会卷土重来。湿疹如此反复难缠，究竟是怎么回事呢？

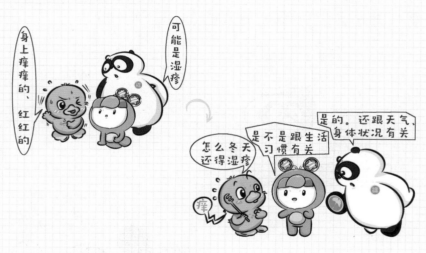

    西医认为，湿疹是由饮食、感染、药物等多种因素引起的一种过敏反应。由于个人体质、季节变化等因素，一些人症状消失后又容易复发。而中医认为湿疹的发病原因主要为风、湿、热三邪所引发的脏腑气血阴阳失调。《黄帝内经》中说："夫百病之生也，皆生于风寒暑湿燥火，以之化之变也。"受环境、饮食、情志等因素的影响，藏于体内的风、湿、热邪容易被再次激发，因此湿疹容易反复。

湿疹可分为三类

湿热型湿疹：多见于急性湿疹，症见皮肤基底潮红，出现丘疹或丘疱疹，搔抓后易糜烂流滋，伴有心烦口渴，身热不扬，大便干，小便短赤，舌红，苔薄白或黄，脉滑或数等。

血虚型湿疹：多见于慢性湿疹，因久病耗伤阴血，血虚风燥所致。症见肌肤甲错，皮损色暗，或色素沉着，剧痒难忍，伴有口干不欲饮，纳差，腹胀，舌淡苔白，脉弦细。

脾虚湿盛型湿疹：此型多见于亚急性湿疹，多由湿热型迁延而致。病程较长，反复发作，缠绵不已。红肿不显，但丘疱疹脱屑尚存，伴有纳少，腹胀，便溏，易疲乏，舌淡胖，苔白腻，脉弦滑。

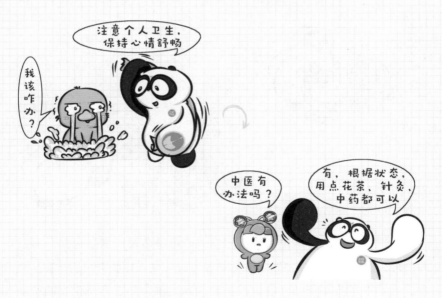

针对不同类型的湿疹，中医倡导不同的治疗方法

湿热型湿疹：中医通常用苦参、黄连、黄柏、防风、土茯苓、金银花、地骨皮等药物煎汤外洗。

血虚型湿疹：常选用养血祛风祛湿汤，如当归、荆芥、防风、地肤子、蛇床子等药物来养血祛风、祛湿止痒。

脾虚湿盛型湿疹：可选用参苓白术散，如人参、茯苓、白术、山药等药物合用以健脾祛湿。

除此之外，中医学还有外用擦洗的方法。经过专业中医师配制的中药外用擦洗方，对于慢性湿疹亦有明显效果，通过穴位敷贴或推拿按摩足三里、内关、合谷等穴位，也可促进气血的运行，加快机体的新陈代谢，增强人体的免疫力，从而加快人体的自愈速度。

当湿疹瘙痒难耐时，应尽量减少湿疹部位再次受到刺激，避免用手搔抓发痒部位，也不要用热水直接清洗患处或滥用激素类药物涂抹。使用温度适宜的清水保持皮肤清洁，保持良好的作息习惯，禁食辛辣酒腥等刺激性食物，这些做法都能防止湿疹病情加重。

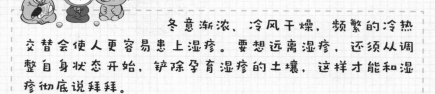

冬意渐浓、冷风干燥，频繁的冷热交替会使人更容易患上湿疹。要想远离湿疹，还须从调整自身状态开始，铲除孕育湿疹的土壤，这样才能和湿疹彻底说拜拜。

脚踝不藏好，老来多泡脚

曾几何时，冬天露脚踝成了年轻人展现个性的方式，是保持时尚的倔强。在寒冷的冬天，总能看见许多小伙伴身上穿得厚厚的，偏偏要把脚踝露出来。

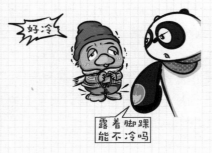

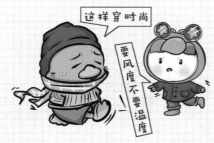

其实，露脚踝的后果比你想象中严重得多哦！脚踝受凉可能会导致"中寒"，指的是寒气直接侵袭机体。寒为阴邪，容易损伤人体阳气。长期露脚踝，积累在体内的寒邪留于筋骨、脏腑，除了易导致关节病、下肢冰冷等症状，还会根据影响的脏腑不同，使人体产生异常状态。

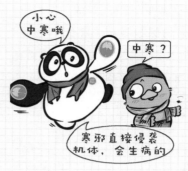

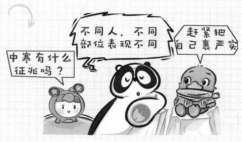

不同的内脏受寒有不同的症状

伤及脾胃，容易脘腹冷痛，或吐或泻。

伤及肺脏，就会咳嗽喘促、痰液清稀。

伤及肾脏，容易畏寒肢冷、水肿。

伤及心脏，会导致胸闷气短、心悸心痛。

伤及肝脏，可能会关节冷痛、胁痛气滞。

中医祛寒妙法

泡脚：可以改善局部血液循环，缓解疲劳，祛除寒邪，促进代谢，疏通经络，理气活血。俗话说得好："要想身体好，生姜、艾叶泡泡脚。"在泡脚的时候，加点生姜、艾叶或花椒等温中的中药，可以帮助我们更好地散寒。

艾灸：有祛寒的功效，常用祛寒穴位有足三里、大椎、中脘等，灸对穴位可事半功倍。足三里是中医著名的保健要穴，素有"灸一次足三里等于补一只老母鸡"的说法；大椎属督脉经穴，又名"百劳穴"，同样是人体保健要穴。中脘位于胸腹正中，艾灸此穴不仅可以温胃散寒，还可增强机体免疫力。艾灸单个穴位不超过 20 分钟，以局部皮肤微微发红为度。

食疗：可适量食用性温的羊肉、牛肉，其不仅富含营养，还有温阳散寒之功。在熬汤时辨证加入生姜、核桃、花椒等食材，做成简易药膳也可帮助祛寒。

团团小厨房之一：当归生姜羊肉汤

将羊肉洗净、切块，用开水焯后沥干；当归、生姜分别用清水洗净，生姜切片。生姜下锅内略炒片刻，再倒入羊肉炒至血水干后，与当归一同放入砂锅内；加适量开水，大火煮沸后，改用小火煲 2 ～ 3 小时，调味即可。

团团小厨房之二：姜糖苏叶饮

将生姜洗净，切成细丝，与紫苏叶一起放入杯中，加入红糖，用开水冲泡，盖上杯盖闷 10 分钟，趁热服用，每日两次。

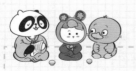

脚踝不藏好，老来多泡脚。要知道，健康可比时尚重要多了。不要为了一时风度，就去挑战温度，让身体为"爱美"买单。

渴了热了喝冰饮？
你的脾胃可能没那么坚强

听说最近北方的小伙伴都迎来了一个福音，那就是——暖气来了！然而对于现在的天气来讲，十足的暖气好像……有点热，这不禁让人有点小想法……

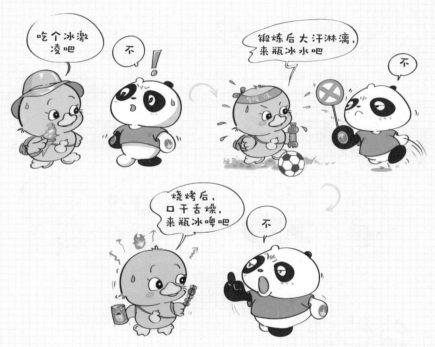

什么情况？这么热的时候居然拒绝喝冰饮，没看错吧？

喝冰饮对脾胃有伤害，这大家都知道。但是伤脾胃会怎么样呢？

冰饮性质寒凉，多吃容易伤及脾胃阳气，"寒邪易伤阳气"，影响消化吸收。

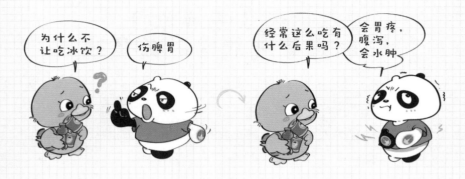

女性经期喝冷饮，还容易导致"宫寒血瘀"，出现痛经和月经不调。女生经期不仅不能吃冷饮，还要注意小腹部、腰部保暖。

生姜是暖胃的，如果不小心受寒伤了胃，可以喝一杯热的生姜水。

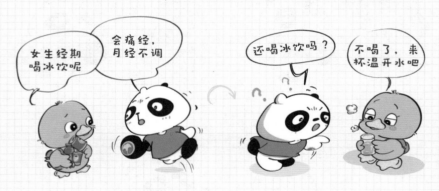

大多数冰饮味甘甜，长期服用会出现"痰湿"，容易出现肥胖、高血压、高血糖、高脂血症、高尿酸血症。

喝冰饮虽爽，可不要贪杯哦。

怎么泡脚都是冷，如何破

随着冬天来临，天气越来越冷，很多人即使穿着厚厚的棉衣也会觉得脚冷，哪怕泡脚也暖和不起来，这种情况在女性、老人、体弱者中更常见，这究竟是怎么回事呢？

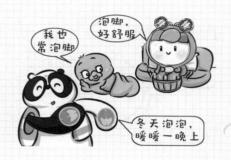

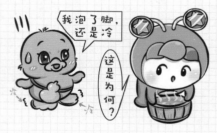

人们大多认为脚冷是"寒"造成的，于是选择吃牛羊肉、辣椒、生姜、龙眼肉等辛热之品来温补，吃完能感到身体热乎乎的，脚也不那么冷了，但有些人却适得其反。

中医认为，脚冷属"肢厥"范畴，《伤寒论》云："凡厥者，阴阳气不相顺接，便为厥。"可见肢厥是由于阴阳之气失去平衡，不能相互贯通，导致阳气不能正常布达温煦所致。而肢厥也有寒热之分，不是所有的脚冷都是阳虚惹的祸哦。我们要辨证施治，不可盲目温补。

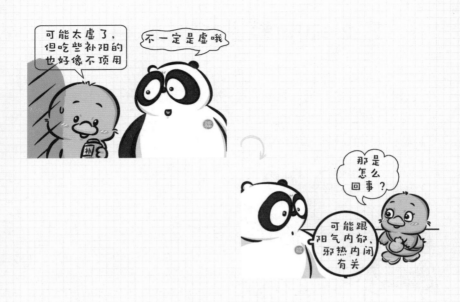

现身说法

陈某，女，42岁。平素喜欢吃冷饮，喝凉茶，一到冬天就感觉脚冷，每天泡脚也不能缓解，甚至还出现精神萎靡不振、全身怕冷、手脚生冻疮等症状，严重影响了工作和生活。

很多人除了脚冷之外，还常常出现全身怕冷、面色苍白、腹痛欲解大便、呕吐等症状，这属于寒厥，因为人体内寒气过剩、阳气衰微，寒气凝滞经脉，致使气血运行受阻，不能达到四肢末端，所以导致脚冷，需要温里散寒。

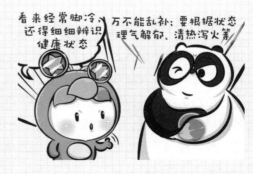

还有一种情况，如果常常出现怕热、口干、小便黄、喜欢喝冷饮等症状，这属于热厥，因为邪热深伏于人体内，闭阻了阳气，导致阳气不能外达四肢而致脚冷，反而要清热泻火。

那么平常到底该怎么改善脚冷呢？

加强体育锻炼

中低强度运动时身体产生的热量是安静时的 3 ～ 5 倍，经常锻炼身体，增加产热，以促进血液循环，缓解脚冷。

穴位按摩

涌泉穴：涌泉穴位于足心部，用手掌快速揉搓，直到有热感为佳，每天早晚揉搓涌泉穴 100 下。人体诸多经脉都汇集于足底，与全身各脏腑、组织、器官都有密切关系，尤其是刺激涌泉穴，有益于补肾壮阳，强筋壮骨。

劳宫穴：劳宫穴位于手心部，一手握拳，揉搓另一只手的手心部，直到感到手心微热，再换另一只手，交替进行。

肾俞穴：在第二腰椎棘突下，旁开 1.5 寸处，点按揉，每穴 100 次。

食疗

三红汤：即红豆、红糖、红枣。将 250 克红豆洗净，浸泡两小时，放入 15 ～ 20 枚去核红枣与适量的红糖，加水 600 毫升左右，用大火煮约半分钟，后开小火焖至红豆熟烂即可。糖尿病患者及易腹胀或阳亢体质者不宜。

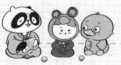

脚冷可并不一定是脚的问题，也不一定都是虚证、寒证，从整体状态来综合治疗才能事半功倍。如果长期出现脚冷，甚至有脚部麻木的症状，应及时寻找专业医生查明病因，辨证治疗哦。

腹泻不止，吃货阴影何时消

春节马上就要到了，这不仅是一个团圆的节日，还是一个可以"放纵"自己，大吃特吃的日子，俗话说得好，"每逢佳节胖三斤"。

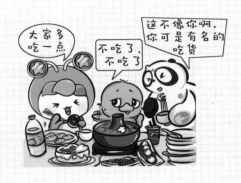

火锅、烤肉、炸鸡……节前聚餐总是快乐的，奈何肚子不争气，经常吃多就腹泻，这该怎么办呢？

到底为什么容易腹泻？中医认为，脾胃和大小肠是腹泻的主要病位，它的致病原因有很多，主要有以下几个方面。

饮食因素

生活中经常有人，一旦吃多了，或吃生冷、油腻、不干净的食物后，就很容易伤害肠胃导致食伤泄泻。

情绪因素

经常见到脾气暴躁的人很容易发生腹泻，这是因为肝主疏泄，情绪激动容易伤及肝脏，肝气不能够得到疏泄，反而干扰了脾胃，导致泄泻。

感受外邪

六淫入侵，其中以湿邪最为多见，因脾有喜燥恶湿的特点，湿邪困脾，则影响脾胃正常运化，导致脾胃、大肠功能失调。

脾胃虚弱

体虚者自身脾胃气虚、阳虚，或肾阳不足无法助脾胃之力，均可导致脾胃升降失常、清浊不分，无法正常运化水谷，病走大肠而泄泻。

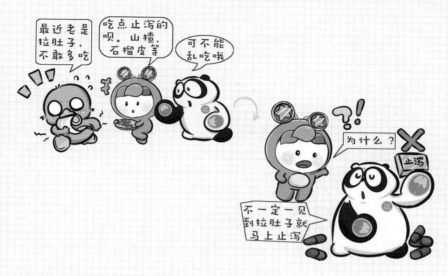

受不同原因影响，腹泻也有急性与慢性之分，急性多实证，慢性多虚证。暴泻重在化湿止泻，久泻重在健脾养胃。

不是所有的腹泻都只能依靠止泻来解决问题哦，以下方法可供选择：

食疗方法

1. 山楂山药粥：山楂 30 克，山药 30 克，粳米 100 克，加适量的红糖然后煮粥食之。可用于饮食因素导致的腹泻。

2. 乌梅粥：乌梅 15 ～ 20 克，粳米 100 克，冰糖适量，洗净乌梅入锅，加水适量，煎煮至汁浓时取汁，加入淘净的粳米煮粥，至米烂熟时，加入冰糖稍煮即可。可用于情志因素导致的腹泻。

3. 姜茶饮：取生姜 10 克，茶叶 3 克，加水煮沸后加少许红糖，代茶饮。可用于感受外邪导致的腹泻。

4. 山药奶糊：取山药粉 30 克，新鲜牛奶 200 毫升，边煮边搅成糊状，再加白糖适量调味，每日服 2 ~ 3 次。可用于脾胃虚弱导致的腹泻。

经常腹泻的小伙伴们，在日常饮食上，更应拒绝不洁、不熟的食物，不能贪凉饮冷，过食辛辣哦。

艾灸保健

灸法 1

取穴：腹泻特效穴。

定位：位于足临泣与地五会之间。

灸法：采用艾卷温和灸法，每次灸 10 ~ 15 分钟，每日 2 ~ 3 次，治愈为止。

灸法 2

取穴：中脘、神阙、天枢、足三里。

配穴：久泄者加脾俞、胃俞、大肠俞；五更泄者加关元、气海、命门。

灸法：采用艾条温和灸法，每穴灸 5 分钟；也可用艾炷灸，每穴灸 3 ~ 5 壮。

灸法 3

取穴：天枢、中脘、气海、上巨虚。

配穴：寒重者加神阙、关元；湿重者加阴陵泉；呕恶者加内关；里急后重甚者加中膂俞。

灸法：神阙采用隔盐灸或隔姜灸法，每次灸 5 ~ 8 壮，其他穴位采用艾条温和灸法，每次每穴灸 5 分钟，每日 1 次。此法多用于寒湿型腹泻。

大家在使用艾灸的时候，对于时长、温度的把握，应以皮肤潮红为度，谨防烫伤。

小儿推拿

小朋友也是腹泻的高发群体，对他们来讲，推拿是安全有效的简便方法。

1. 揉外劳宫：外劳宫在小儿手掌背正中。可用右手食指指腹，按揉小儿手掌背中心的外劳宫。

2. 揉板门：板门在手掌大鱼际平面，用右手拇指指腹旋揉小儿手掌大鱼际。

3. 运内八卦：内八卦在手掌面，以掌心为圆心，从圆心至中指根横纹约 2/3 处为半径作圆，内八卦为一圆圈。用左手捏住小儿手指，用右手拇指在小儿掌心作圆圈运动。

4. 摩腹：腹指小儿腹部，用四指指腹或全掌放在小儿腹部做圆周运动。

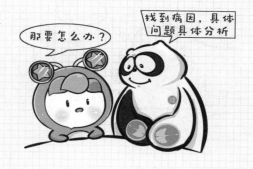

那要怎么办？

找到病因，具体问题具体分析

当然，要改善腹泻，也要注意心态的调整，保持"肝气"舒畅，多做做户外运动，晒晒阳光补充"阳气"，单纯止泻并不能解决根本问题。

腹泻无论急性或慢性，都要在明确病因的基础上，在专业医师指导下对证治疗。成为吃货的前提是自己也要有个健康的体魄哦。

新型冠状病毒肺炎，中医怎么看

　　新型冠状病毒肺炎疫情时刻牵动着大家的心，继 2003 年"非典"后，中医药在传染病防控方面的影响力也不断扩大。

　　目前来看，增强防控意识，科学预防最为重要。中医防治"非典"的经验可以再次为防控"新冠"疫情提供借鉴。那么，面对新型冠状病毒肺炎，中医怎么看呢？

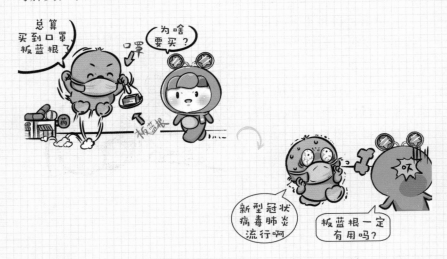

　　中医认为，新型冠状病毒属于"邪气"，由其引起的肺炎传染性强，统归为"疫病"范畴，主要与湿、热、毒、瘀有关，防治上侧重于辟邪与祛邪。

　　对于大部分小伙伴来说，疫病时期，大家应关注以下三个方面。

增加防控意识

1. 外出时注意防护，记得戴口罩，尤其抵抗力差、伴有基础病者。

2. 注意个人卫生，勤洗手。

3．不去人流量大或环境相对密闭的场所。尽量不拜年、不串门、不远行。

4．室内时常开窗通风。

5．避免与有发热、咳嗽、打喷嚏的人近距离接触。

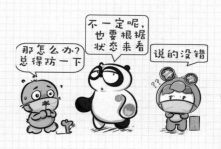

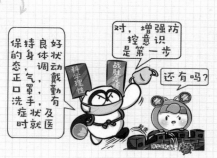

保持良好身体状态

"冬不藏精，春必病温"，平常体质较差者，可在冬季适当进补，增强抵抗力。但"少火生气，壮火食气"，物极必反，尤其在疫毒盛行期，盲目进补也更容易导致邪气滞留不出。

因气候、地区、人体质不同，防控药方亦有区别，因此，中医强调中药预防方并非人人都适合，可咨询专业中医师加以辨证指导。

那么，在春节期间，生活中又该如何注意呢?

饮食上应少食肥甘厚腻、煎炸辛辣，禁食生冷食材，避免大量抽烟喝酒，促生湿热造成身体负担，或由此加重"旧病"，降低机体免疫力。

同时注意，野味不是药，反而是大量病毒的寄生体，大家应拒绝野味，不迷信、不盲从。疫毒时期，更要注意保暖，保证充足的睡眠，重视疫情防范，不宜过度恐惧焦虑，尽量保持身心状态平稳。

调动自身正气

邪气（包括细菌、病毒等）实际上无处不在，《黄帝内经》曾言："正气存内，邪不可干。"调动自身正气，是"防患于未然"的关键。

儿童及中老年人群，冷天出门前，可用双手将脸部、颈部、胸口稍微搓热，打起精气神后再出门。或者适当运动至身体微微热而不出汗，可促进气血循环，若汗出过多、毛孔骤开，反而易感邪气。

此外，让身体背部晒晒阳光，可促进督脉阳气升提，或在专业医师指导下辨证，选择推拿、艾灸等方式，调动机体正气减少病邪可乘之机。

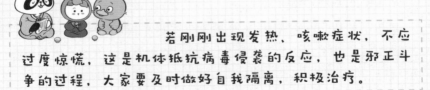

若刚刚出现发热、咳嗽症状，不应过度惊慌，这是机体抵抗病毒侵袭的反应，也是邪正斗争的过程，大家要及时做好自我隔离，积极治疗。

面对新型冠状病毒肺炎，
如何居家防护

新型冠状病毒肺炎来袭，除了奋斗在前线与基层的"最美工作者"们，大多数人都响应国家号召，在家"一动不动"。

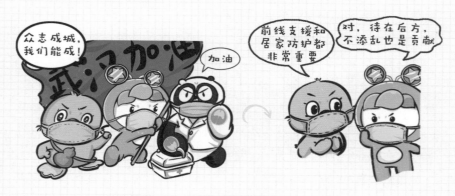

随着疫情形势越发严峻，很多小伙伴即使在家也很担心自己会被病毒感染，却不知道具体该怎么做才能更好地预防疫毒。

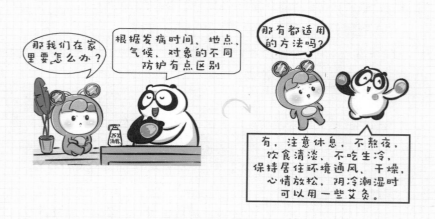

今天就给大家普及一下，从中医角度居家防护怎么最有效！

内服方药

根据气候、地区、个人体质的不同，预防方的选择也有区别，如寒湿人群可服用姜汤，祛寒祛湿。

如果出现不适症状，如乏力伴胃肠不适等，可用藿香正气胶囊（水）；若出现乏力伴发热等，则用金花清感颗粒或防风通圣丸（颗粒）。用药请务必在专业中医师指导下辨证使用。

除了内服方药，中医在预防疫毒上，还有多种外用方法。

艾灸

艾灸有温阳散寒除湿、调理脾胃、提高免疫力等作用。可选择大椎、肺俞、中脘、关元、神阙、足三里等穴，艾条在距离穴位 2 ~ 3cm 的位置上，进行回旋灸 3 ~ 5 分钟，以皮肤潮红为度。如身居潮湿寒冷之地，在保持室内通风情况下，也可适当燃熏艾叶。

佩戴香囊

中药香囊可芳香化浊辟秽，藿香 20 克，制苍术 20 克，菖蒲 15 克，草果 10 克，艾叶 10 克，白芷 12 克，苏叶 15 克，贯众 20 克，将上述药物研末制成香囊随身佩戴或睡前置于枕边，每周一换。

中药泡脚

荆芥 20 克，石菖蒲 15 克，艾叶 30 克，花椒 10 克，桂枝 20 克，生姜 30 克，放入洗脚水中泡脚。

居家运动

疫病期应减少户外活动，但居家不宜长期卧床。若处于阴暗潮湿环境，可尽量于室内接触阳光，增加室内运动，如打八段锦活动筋骨，微微出汗，促进气血循环，提升正气。

保持良好的生活习惯

冬天气候寒冷干燥，应注意顾护肺和脾胃，祛寒润燥，饮食宜清淡，不过食生冷，可多食温性、润肺食物，如姜、蒜、梨、萝卜、百合等。

尽量减少外出活动，如需外出要戴好口罩；回家后及时洗手、消毒。

主动做好个人与家庭成员的健康监测，若出现可疑症状应及时就医。

保持良好的卫生习惯，居室常打扫、常通风。

面对病毒不应过度恐慌，要保持心情放松，不熬夜。

若出现疑似症状，如轻度发热、咳嗽、鼻塞、流涕、呕吐、腹泻等，不要过度惊慌。首先应注意区分感冒、流感与"新冠"肺炎。咨询线上专业医师协助判断，轻症患者初期宜在家自我隔离，多喝水、多休息，在专业中医师指导下适当运用中医方法改善症状，同时密切观察病情变化。

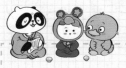

面对疫病，做好防护尤其重要，千万不可掉以轻心，我们一定能够打赢这场战"疫"。

面对新冠肺炎，
选用中药应当注意什么

　　2020 年 2 月 5 日，国家卫生健康委员会发布了《新型冠状病毒感染的肺炎诊疗方案（试行第五版）》，其中中医治疗部分提到，新冠肺炎属于中医疫病范畴，病因是感受疫戾之气，可根据病情、当地气候特点，以及不同体质等情况进行辨证论治、分期治疗。

　　在抗击新冠肺炎疫情中，中医药正发挥着重要作用，受到广泛的关注和认同。但需要注意的是，其原理并非从抗病毒的角度出发，而是主要通过调节机体的整体状态，改变自身环境、提升正气，增强人体自身抗病能力，从而达到治疗的目的。

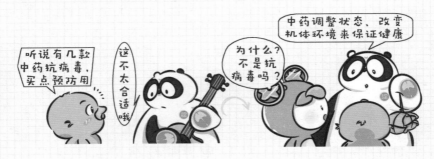

　　中医强调辨证论治，具体治疗方法要因人、因时、因地而异。所以，大家在选择中药防护时不能盲目跟从，应当根据自身当下的状态，在中医师的指导下辨证用药，如果滥用这些中成药，可能达不到防治效果，还可能贻误或加重病情。

　　对处于医学观察期的人群，若伴有乏力、胃肠不适的症状，推荐使用藿香正气胶囊（丸、水、口服液），但如果乏力伴发热者当选用连花清瘟胶囊、防风通圣丸等中成药。

中医还重视形神一体，身心并调，精神状态能影响人体内环境的协调平衡，情志舒畅有助于气血调和。所以在面对疫情时，除了药物防治之外，更要注意心理状态的调节，尤其要调整对疫情的恐惧，不要因为过度接受不良信息导致如焦虑、抑郁等。

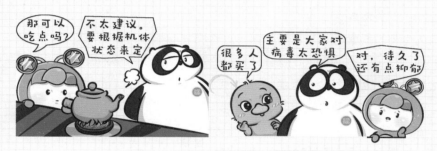

在防护过程中，可以运用以下方法进行干预与调整。

穴位按摩

按摩太阳穴、神门穴、内关穴、百会穴、涌泉穴等穴位，可以起到镇静安神的作用，减轻精神的焦虑或抑郁。

艾灸

艾灸的方法也能起到调和气血、养心安神的作用，可取心俞穴、膻中穴、内关穴、神门穴等，每穴灸 10～15 分钟左右，每天 1 次，每 3 天间隔一天停止艾灸。

中药泡脚

泡脚时加入一些合适的中药，如生姜、艾叶、白术、肉桂、红花等，不仅可以促进身体血液循环，增强免疫力，帮助睡眠，还有助于情绪的调节。

动静结合

生命在于运动。疫情期间提倡居家减少外出，所以可以选择一些适合室内的锻炼方式，比如太极拳、八段锦、瑜伽等，以调畅气机，疏通经脉，调节身心状态。静坐能够澄清思虑，增进健康，是修养身心的一种重要方法。《黄帝内经》云："恬惔虚无，真气从之；精神内守，病安从来。"就是说，保持平静的心态、减少杂念和妄想的产生，调摄精神，避免情志刺激，可以起到防病的作用。

饮食适宜

暴饮暴食会加重胃肠负担，过食肥甘厚味易助湿生痰生热，都会影响精神状态。所以，饮食应清淡、易消化。中医讲药食同源，可根据个人的体质特点，选择合适的药膳调整身体状态，改善不良情绪。另外，一些中药可以起到养心安神、解郁除烦的作用，如百合、玫瑰花、酸枣仁等。

适当上网，不过度关注疫情信息

过度关注与疫情有关的负面信息，容易陷入应激状态，进一步加重焦虑情绪，失去对有效信息的辨识力。所以应适当关注疫情信息，提高分辨能力，不被谣言迷惑，保持平和的心态。同时，可以选择看书、下棋、听歌等其他活动转移注意力，适当缓解疫情焦虑感，和缓心情。

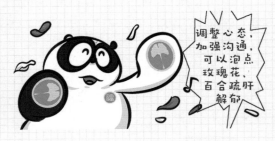

调整心态，加强沟通，可以泡点玫瑰花、百合疏肝解郁

临床治疗中，许多医生和患者也提到，即使是患病过程中，保持良好心态也有助于提高治疗效果，坚定信心，及时调整情绪是赢得这场"战疫"的基础。

增强人体免疫力，中医有这些招

在防控新冠肺炎疫情过程中，人们发现，免疫力强的人患病的可能性就比较低，即使真的不幸患病，也大多是轻症病例。因此，防范疫情的同时，也要注意增强免疫力、抗病力。

西医认为，免疫力是指人体自身的防御机制，是人体识别和排除"异己"的生理反应，是抵抗侵袭、维护体内环境稳定性的能力。

对中医而言，"免疫"一词最早见于中国明代医书《免疫类方》，是指"免除疫疠"之意，亦即防治传染病的意思。正所谓"正气存内，邪不可干"，"邪之所凑，其气必虚"，脏腑功能正常、气血充盈、阴阳平衡，就能够有效抵抗外邪入侵，保持身体的健康状态，这是中医防病治病的基本原则。因此，提升自身的抗病力和免疫力、维护正气、调养正气是重要措施。

容易生病、精神萎靡、疲乏等都是免疫力低下的常见表现，生活中很多因素都会造成人体免疫力下降，如不健康的生活方式、熬夜、缺乏运动、吸烟，以及不良情绪、长期压力、滥用药物等。

《黄帝内经》中提到的"法于阴阳，和于术数，饮食有节，起居有常"，以及"虚邪贼风，避之有时，恬惔虚无，真气从之"等，对维护正气、预防疾病具有重要指导意义。

增强免疫力的方法多种多样，人们在选择和运用时，不免存在一些不当之处或误区，导致事倍功半或徒劳无功。如果要正确提高机体的正气，良好的日常生活习惯是基本。

合理饮食

饮食搭配丰富，营养均衡，做到有精有细。冰冻、生冷、甜食、油腻的食品要少吃。

充足睡眠

睡眠与人体免疫力密切相关。长期通宵、熬夜会严重破坏人体免疫系统，因此需要顺应人体的生物钟，保持充分的睡眠和作息。

适当活动

中医讲究动静结合，形动神静。适度、长期、合理的活动是维护健康的重要手段，主要包括太极拳、八段锦、易筋经等功法运动，以及家务劳动，尤其是在居家防疫期间，通过家务劳动来锻炼是很好的举措。

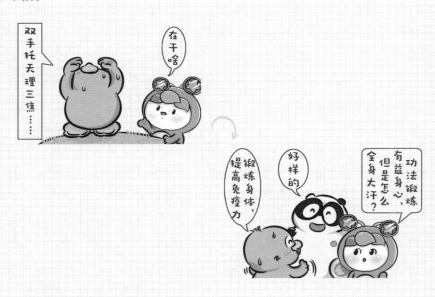

养性调神

心静则神安，神安则体内真气和顺，就不容易生病，通过养性调神，能够提高抵抗力，还可以优化性格，增强自身的心理调摄能力，起到预防疾病、健康长寿的目的。

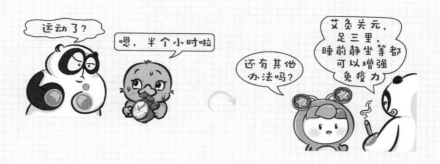

除了上述方法外，中医的一些手段，也有助于维护正气、增强抗病能力。

按摩艾灸

按摩或艾灸一些穴位，可以提高自身免疫力，可取关元、气海、足三里等人体强壮保健要穴，每天艾灸一次，能激发元气，使人元气充足，调整和提高人体免疫机能，进而增强人的抗病能力。

调畅情志

"笑一笑，十年少"，保持心胸开阔、性格随和。对于长期情绪焦虑、抑郁的人，可以运用聆听音乐、饮用疏肝解郁的花茶等方法来调畅情志。

根据健康状态选服药物

中医强调整体观念和辨证论治，遵循因人、因时、因地的治疗原则，根据机体健康状态做适当的调理，切不可盲目进补。

增强自身免疫力，不仅能预防新冠肺炎，还能让自己的身体更健康，从而避免很多疾病的发生。请大家适当运用调养方法，维护我们的一身正气。

治疗新冠肺炎，
中医药参与有哪些意义

很多人一直认为中医是"慢郎中"，治疗疾病见效比较慢。但在这次新冠肺炎的防治中，"慢郎中"中医药却是应对急症的好手，发挥着积极作用。

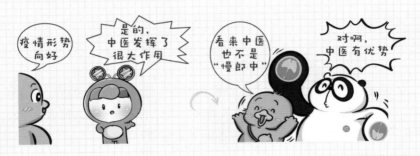

中医认为，人是一个整体。因此，中医治疗新冠肺炎的关键是从整体出发，针对当前的状态来辨证论治，同时调动身体正气抵御病毒。

而根据每个地方气候的不同，每个病人体质的不同，中医又会有相应的调节，做到因时、因地、因人的"三因制宜"。

本次应对新冠肺炎，众多中医药专家在遵循上述基本原则外，还根据疫情特点提出了分层分类全程的原则，提倡全程使用中医药干预，根据患者病情危重程度进行分层分类干预，大大提高了临床疗效。

轻症患者，可改善症状，缩短病程

轻症患者以发热、干咳、乏力为主，部分患者有憋喘并存在肺部散在渗出等。中医药的早期治疗以宣肺透邪、芳香化浊、平喘化痰等法为主，防止病邪深入。同时，针对焦虑、烦躁等情绪问题，中医药也显示出较好的效果。

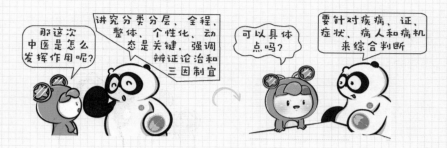

那这次中医是怎么发挥作用呢?

讲究分类分层、全程、整体、个性化、动态是关键,强调辨证论治和三因制宜

可以具体点吗?

要针对疾病、证、症状、病人和病机来综合判断

　　湖北省中西医结合医院与武汉市中医医院,首批共计 23 名治愈出院患者,大部分是普通型患者,给予中药治疗 3 天后,发热、咳嗽、气喘、腹泻症状多得到缓解,尤其是发热的治疗效果更为显著,体力明显恢复。23 例出院患者中最短住院时间为 6 天,其中重症患者的住院时间为 18 天,中医药的治疗明显缩短了病程。

重症、危重症患者,可防止病情恶化

　　对于重症、危重症患者,需要借助呼吸机甚至是有创通气等,在西医治疗的基础上联合中药干预,可提高机体免疫机能,保护脏器功能,纠正电解质紊乱,减轻机体微循环障碍等。

　　中医药治疗加速炎症吸收,改善氧合指数,恢复损伤器官的功能,使疾病好转甚至临床治愈。对危重症而言,中西医结合治疗应是今后阶段的重点。充分发挥两种医学的优势,扬长补短,可降低病死率。

恢复期患者,可促进康复进程

　　部分处于恢复期的患者,其病毒核酸检测虽已经转为阴性,但患者的乏力、咳嗽、精神状态差等症状仍然存在,特别是患者胸部 CT 变化和临床症状不同步。部分患者出院时,肺部还有未吸收炎症的情况,此时虽然没有传染性,但不代表病情痊愈。

　　此时继续采用中药治疗,可清除余邪,扶助正气,还可以采用传统的中医理疗方法,如太极拳、八段锦等,也有助于增强自身抵抗力。

规律的生活方式以及积极愉悦的情志，也是患者病后调理的重要环节。

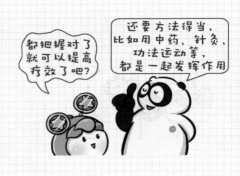

除了治疗方面，中医药在预防疾病上同样发挥着巨大的作用，疫情暴发后，有不少医院在日常清洁消毒之外，借助熏艾的做法，为办公室、公共场所和居民住所等进行环境消杀。

艾叶烟熏

在无人的房间内，将干燥的艾叶按量为 1 ～ 5g/m³ 集中在一个盆内，取少许点燃，再将其余的大量艾叶盖在火焰上（也可直接选择艾炷），慢慢熏房间，关闭门窗 1 ～ 2 小时后通风，能达到空气消毒、预防疾病的作用。但在使用时需要特别注意消防安全。

艾叶香囊

将一定量艾绒、佩兰叶做成香囊放置枕边，芳香辟秽。香囊的气味一般能维持 10 天左右，建议定期更换，注意防水、防潮。

在治疗新冠肺炎的环节中，只应用西医疗法或中医疗法，都有所偏颇，还是要中西医结合，相互取长补短，才能达到最好的效果。

复工复产不代表可以放松，一定要牢记这些事项

随着疫情逐步得到控制，各地已经开始复工复产，社会经济秩序逐步恢复，街上的行人也开始多了起来。

但复工复产并不代表疫情结束，大家绝不能放松心态，一定要继续做好防护，提高安全防范意识，保持良好的卫生习惯。

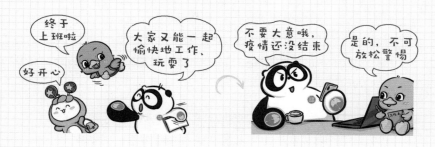

《灵枢·百病始生》有云："风雨寒热，不得虚，邪不能独伤人。"意思是做好避开毒气的同时，加强自身抗病能力的重要性。复工复产的特殊时期，大家一定要更加"顾护内外"，增强正气、远离感染。

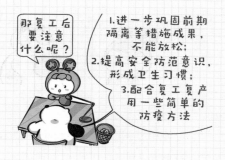

根据国务院发布的《企事业单位复工复产疫情防控措施指南》，我们要做到这些：

上下班时戴口罩，步行骑行是最好。

入办公区测体温，如见异常及时报。

办公环境要清洁，通风三次不可少。

安全距离一米遥，会议时间控制好。

分餐进食少聚集，少说快吃禁生食。

营养配餐宜清淡，茶具用品开水泡。

下班回家先洗手，居室通风不聚会。

勤洗手来多饮水，适当运动身体好。

采购出行及来访，询问登记勿漏掉。

公共区域及设施，用具分开免混淆。

后勤清洁及安保，佩戴口罩和手套。

废弃口罩不乱抛，分类消毒要做到。

中医自助防护的总原则是，简单自助，尽量减少内服药物，尽量选择外用方法。

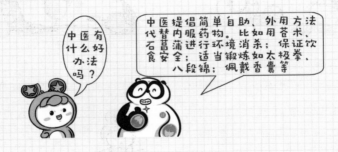

中药烟熏

可使用苍术、艾叶、藿香各20克，草果、白芷、冰片、薄荷各10克，石菖蒲15克，以此用量比例混合熏烤，以辟秽化浊。

中药香囊

中药香囊具有芳香辟秽的作用，可选用藿香、佩兰、白芷、石菖蒲、苍术等中药粉碎制成香囊，随身携带或睡前置于枕边，每周更换1次。

耳穴压豆

取压耳豆贴于相应耳穴，随时按压增强疗效。常用穴位为神门、支气管、肺、内分泌、枕、脾、胃、大肠、交感等。

精神调摄

《黄帝内经》记载："怒则气上，喜则气缓，悲则气消，恐则气下，惊则气乱，劳则气耗，思则气结。"情绪异常易致气机逆乱失调，耗损正气，增加疾病感染风险。复工复产防疫期间，需保持精神乐观、情志畅达、脏气和调，以增强抗病能力。另外，注意不要熬夜，勿长时间使用电脑、手机，以免耗气伤神。

音乐疗法

乐曲可鼓动血脉，调畅情志，工作之余，可通过聆听音乐调理身心。如《阳春白雪》为养肺曲目，随旋律呼吸，宣畅肺气；《十面埋伏》为养脾曲目，进餐或餐后一小时内，欣赏此曲，效果比较好。

适当锻炼

"流水不腐、户枢不蠹"。在工作之余，推荐练习八段锦、太极拳、五禽戏等传统功法，简单易行。

呼吸疗法

呼吸六字诀——"嘘（xu）、呵（he）、呼（hu）、呬（si）、吹（chui）、嘻（xi）"，依次每个字6秒，反复6遍，腹式呼吸方式，建议每天1～2组，根据个人具体情况调整当天运动方式及总量。

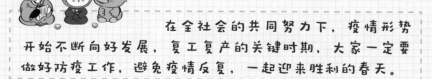

在全社会的共同努力下，疫情形势开始不断向好发展，复工复产的关键时期，大家一定要做好防疫工作，避免疫情反复，一起迎来胜利的春天。

疫情让我各种心情不好，怎么办

自疫情发生以来，有些人或因宅在家，久而产生负面情绪，或因连续战"疫"而出现心理不适，或因自身性格导致紧张焦虑，这些都有可能导致我们心情各种不好。

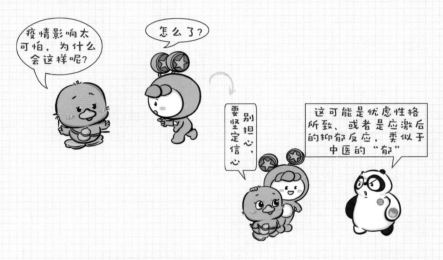

上海精神卫生中心近日调查了全国 5 万多名普通民众的心理压力和情绪状况，结果显示，约有 35% 的受访者遭受心理困扰，5.14% 的受访者遇到严重的心理困扰。重视公众情绪疏导，正视群众宣泄情绪的客观需求，是下一步疫情防控工作的重要组成部分。

心理学上所说的"压力应激反应"，除了与遭遇社会因素有关外，还与个人体质状态特征、应对经验等因素密切相关，很多表现可以归属于中医学的郁证。"郁"意味着气机郁滞，往往由于过度思虑、生气、心情烦闷等，不良情绪长时间郁积所致，易引起脏腑功能、精气血津液运行的紊乱，从而影响身心健康。

面对疫情带来的心理不适，我们该做些什么？怎么消除疫情产生的抑郁呢？

规律起居

适逢惊蛰刚过，要顺应自然规律，晚睡早起，不睡懒觉，保持规律的作息。健康有规律的作息时间对抑郁的预防和康复有极大的好处。

合理运动

运动能有效调节紧张情绪，释放压力并让人快乐。选择一项喜爱的、舒缓的运动，如八段锦、有氧健身操、瑜伽等，并且坚持下来。

戒断不良习惯

在抑郁的治疗阶段，必须戒断不良习惯，如不沉溺于电子游戏，严格控制时间。可多与亲戚朋友聊聊天、听听音乐、看书、练习书法等转移注意力。

调整心态

把"疫情"视为特殊的一段经历，试着去改变自己的心态，学会感恩、学会包容，避免陷入抑郁的苦恼当中。

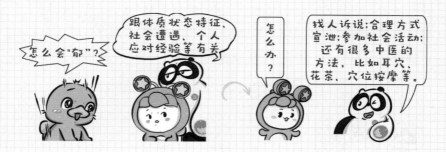

同时可以配合中医方法缓解压力：

耳穴压豆

可选择神经官能症点、神门、焦虑穴、神经衰弱点、肝、脾、心等耳穴，将压耳豆贴敷于相应部位，并不时地进行按压，以增强疗效。

穴位按摩

对百会、四神聪、神庭、太阳、太冲等穴位进行按揉，可起到身心保健、镇静解郁的作用。

茶饮粥羹

玫瑰花蜜茶：干燥玫瑰花、蜂蜜适量。将玫瑰花加水熬煮，起锅前加入蜂蜜调味即可。能疏肝理气，温养心肝血脉，舒发体内郁气，起到镇静、安抚、舒缓情绪及抗抑郁等效用。

养心安神粥：由莲子、龙眼肉、百合、小米等组成。有疏肝解郁、养心安神的作用，非常适合于调节情绪、调整睡眠用。

泡脚

可将青皮、柴胡、五加皮、合欢皮、牡丹皮、延胡索、远志等中药加入适量清水，煎煮半小时，每晚在7～9点之间进行熏蒸浴足15～20分钟，按揉涌泉穴10分钟左右，轻轻拍打脚后跟部，具有疏肝解郁之功，有利于情绪忧郁、心烦意乱等的防治。

需要注意的是，开展情绪疏导的对象，既包括重点人群、特殊行业从业者，也应包括普通大众。针对防疫一线的医护人员，基层工作者、志愿者，他们直接感受到疫情的杀伤力和破坏力，心理压力大、负面情绪积累多，更需要专业的心理疏导。

疫情无情，人间有爱，做好防护措施，保持心情舒畅，坚定信心，随着疫情的有效控制，不过度担心、焦虑，逐渐适应新环境、新生活。明天会更好！

战 "疫" 的中医调养和心理复健

抗 "疫" 之战持续，本土新增病例多日为 "0"，治愈人数也越来越多，但我们仍不能掉以轻心。

中医认为 "正气存内，邪不可干；邪之所凑，其气必虚"，只有当体内正气旺盛，脏腑、经络、气血的功能活动平稳有序地进行，外邪才难以 "趁虚而入"。反之，正气虚弱则易感外邪而发病，疾病的症状表现便是体内正气与邪气激烈斗争的体现。

常言道："病来如山倒，病去如抽丝。"即使治愈的患者，正气也被大量消耗，抵御外邪的能力差，在疫毒较盛的环境下，依然容易再次感染。因此，无论是平素体质虚弱或病后治愈者，机体状态的调整十分重要。

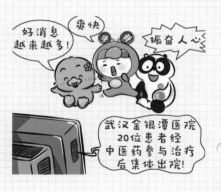

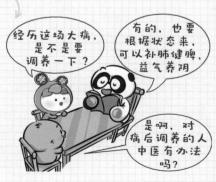

体质虚弱、病后正气耗伤者，可灸关元、足三里等穴位，调理脏腑功能，提高抗病能力；或在专业中医师辨证指导下，内服黄芪、半夏、党参、陈皮、砂仁等中药，恢复元气、培元固本、补脾益肺。

给大家介绍几个中医病后调养方法，一起用起来。

饮食调整

饮食应注意"顾护脾阳"，少吃油腻、生冷食物，可多吃辛甘微温之品。适当吃些生姜、大蒜、牛肉等温性食物，驱散体内阴寒，推动阳气升发，增强正气的抵御能力。

疫情时期更要"顺应肺气"，多喝水、多饮茶以润肺，减少感冒的发生，家常可选紫苏水、橄榄汁、百合粥等。

病愈者每天需多元化的饮食补充营养，饮食宜清淡忌油腻，增加肉、鱼、大豆、蛋类食品及深绿色蔬菜摄入。可在专业中医师指导下，适当服用补益之品（忌补益太过），扶助正气，辅助身体康复。

心情调整

中医认为春天属木，与肝相应，人容易产生情绪波动，此时更应注意平和"肝气"，戒躁戒怒、忌抑郁，不轻信谣言，不过度关注网上信息，不自我代入"症状"。

因居家隔离较长时间的朋友们，可能伴随有部分情绪抑郁、焦虑等情况，应该自居疏导避免对疫情甚至医院，产生沮丧、恐惧的心理。不良情绪亦可影响病情，当发病或病后心情郁闷、恐惧时，可适当进行身体舒展运动，向亲朋好友倾诉宣泄，或积极寻找专业人士帮助，及时调整心态，必要时可以食用百合、黄花菜等疏肝解郁。

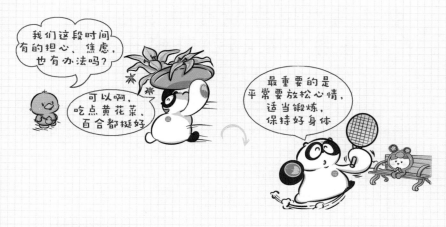

调整生活习惯

春季万物生长，病原微生物容易繁殖与传播，本易多发流行性疾病。此时，少出门、勤通风、勤洗手，可有效减少感染。

立春后气候乍暖还寒，不应过早减少衣物，尤其老幼体质虚弱者，应重视头、脚、颈、手的保暖，防止"风邪"侵袭引发感冒。

还要注意规律作息，让体能得到充足的恢复，病后不宜过早、过度劳作，可适当泡脚，或进行一些简易的舒缓伸展运动如八段锦等，促进经络气血循环，调节机体免疫。

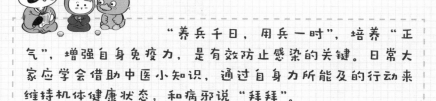

"养兵千日，用兵一时"，培养"正气"，增强自身免疫力，是有效防止感染的关键。日常大家应学会借助中医小知识，通过自身力所能及的行动来维持机体健康状态，和病邪说"拜拜"。

中医药在国外防疫中受到欢迎，
希望各界朋友遇到疫情千万别慌

  2020 年的春天，全世界都被新冠肺炎疫情所"袭击"，在中国本土疫情传播基本阻断之际，国外又开始了疫情恐慌，外国人纷纷开始抢购口罩等医用物资。

  人们因为过度恐慌新冠病毒，导致每次外出回来都要洗头，或用75% 的酒精去喷洒外套、鞋子，出门甚至要戴好几层口罩，连理发、锻炼身体等正常生活行为都不敢做。

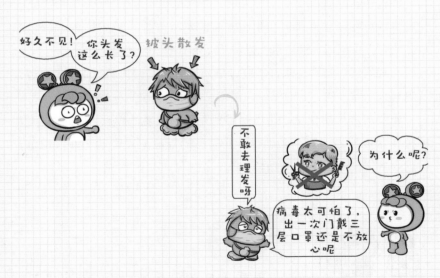

  中医认为，"阴阳者，天地之道也，万物之纲纪，变化之父母，生杀之本始，神明之府也"。"阴平阳秘"才是最佳的状态，即"中和"境界，太过或不及都会造成阴阳失衡。其实，在疫情防护中，"中和"思想亦适用。

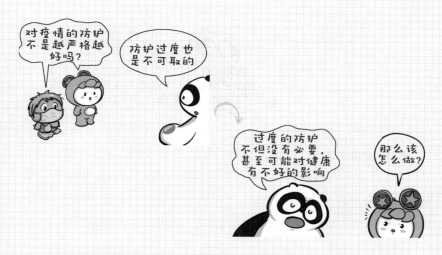

日常生活中，个人防护绝对不能放松，但是也不要"过度防护"，以免造成资源浪费和精神紧张。下面这三种情况，大家都要尽量避免哦。

防护过当

根据国家卫生健康委员会印发的《不同人群预防新型冠状病毒感染口罩选择与使用技术指引》通知：在新冠流行期间，建议选择合适的口罩类型，不过度防护。普通人上街只需戴一个医用外科口罩即可。

在疫情防控发布会上，健康专家表示：外套只要轻脱、悬挂在通风处，鞋子保证清洁即可，千万不要拿95%的酒精去喷洒，外出回来以后不需要马上洗头，只要根据自己平时打理习惯就好，防护过当完全没必要。

在疫情防控过程中，包括洗手、洗脸、洗澡，大家要有正确的认知，必要的洗手和清洁是可以的，但不可过度清洁、过度防护，以免给自己带来很多问题。据媒体报道，现在还有因在 SARS 期间过度洗手、消毒等导致的慢性湿疹疾病患者。

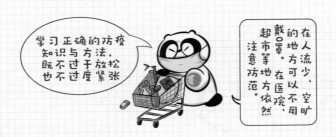

在人流少、空旷的地方可以不用戴口罩。在医院、超市等地方依然注意防范。

学习正确的防疫知识与方法，既不过于放松也不过度紧张

在疫情当中，大家一定要重视防护、科学防护，避免过度防护给自己带来不必要或是长期慢性的损伤。另外，用酒精擦拭、喷洒物体时须避开明火、开窗通风，84消毒液等消毒剂的使用则更须谨慎，切记不能和酒精、洁厕灵等洗涤清洁类产品混合使用，以免产生危害。

精神过于紧张

许多人因为普通感冒有发烧咳嗽的症状，引起了心理恐慌，或因外出防护不到位，担心被感染而引起焦虑，这两种情况在心理咨询中占到近80%。

国内疫情逐步好转，但世界其他的一些国家又陷于疫情危机之中，焦虑的情绪"才下眉头，却上心头"，可以说牵挂的心始终没有放下过。疫情之下应做好自我心理疏导，对铺天盖地的网络讯息，应理性获取，不信谣、不传谣，坚定信心，以防过度焦虑、担心感染而整日惶惶恐恐。

《黄帝内经》云："不相染者，正气存内，邪不可干，避其毒气。"又云"心主神明""心为君主之官"。故，正气存内的最重要层面就是"心守其正"。事实上，最易使我们心不当位、心失其正的就是情绪。《大学》提出了影响心正的四种情绪，即忿懥（愤怒）、恐惧、好乐、忧患。疫情可防可治，而恐慌带来的负面效果比疫情更可怕。

因疫情影响正常生活行为

面对意外到来的"超长假期"，人们待在家中成为"宅家一族"，

加之疫情恐慌心理的干扰，部分人便采取非必要"不出门、不理发"等过度居家防护。

《黄帝内经》提出："法于阴阳、和于术数。"又云："春三月，夜卧早起，广步于庭。"即提倡入夜即睡、天亮早起，起床后在室外适当地进行散步、锻炼，平时看些有益书籍、做做家务、聊聊天也是极好的。避免不良作息习惯导致人体免疫力下降或焦虑、烦躁等心理问题，保持乐观平和的心态、脏腑调和、经脉通畅。

国内外防疫过程中，中医早介入、全程参与，在新冠肺炎治疗中起到了重要作用。中国工程院院士张伯礼面对没有西医特效药的情况，提出对集中隔离的疑似、发热等患者，采用"中药漫灌"的治疗方式，推广以治湿毒疫为主要功效的中药袋装汤剂，起到良好的抗疫效果。

用药方面，目前也已筛选出金花清感颗粒、连花清瘟胶囊、血必净注射液、清肺排毒汤、化湿败毒方、宣肺败毒方等有明显疗效的"三药三方"。

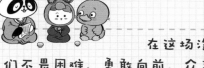

在这场没有硝烟的战"疫"中，我们不畏困难，勇敢向前，众志成城，共渡难关。我们在危机中成长，也必将以更加强大的内心去热爱生活。